圖解

有趣到睡不著

飲酒不傷肝的學問

栗原診所 東京・日本橋院長

栗原 毅 監修

Takeshi Kurihara

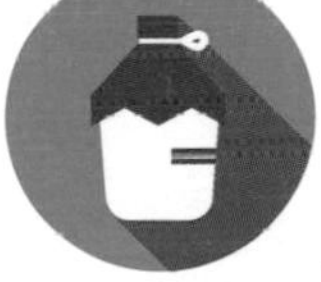

晨星出版

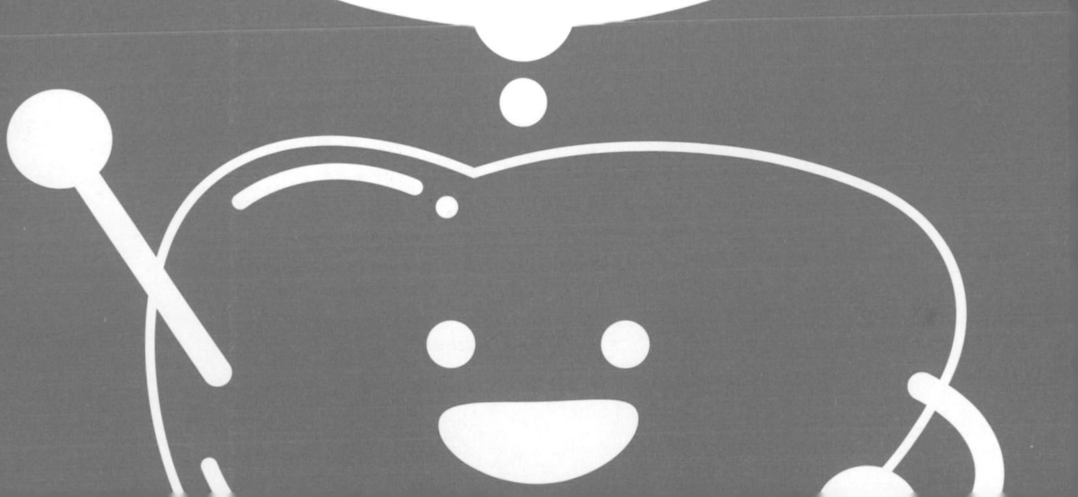

序文

因Covid-19的影響，居家消費的市場擴大，「在自家飲酒」的機會也跟著增加。我身為執業40年的肝臟專科醫師，透過接觸飲酒愛好者直到現在所累積的經驗，找到了在Covid-19時代中不傷肝的飲酒方式。本書中登載了相當多有關於肝臟的新事實，內容令人瞠目結舌。其中也介紹了到人生最後一天都還能美味品酒的喝酒方式。

肝臟被稱為「沉默的器官」，是非常強韌的內臟器官，即使已經開始出現疲態，也幾乎不會有自覺症狀，不太會對我們發出求救的聲音。因此，當人注意到肝臟已經出問題時，很可能那時已經演變成肝硬化或是肝癌等可怕的疾病了。

這些疾病的出發點正是「脂肪肝」。已知現代人身上常見的糖尿病或肥胖等文明病，很多都是從脂肪肝發展而來的。原因大多是我們以為能幫助身體健康的水果等食品，裡面含有「醣」。反過來說，好好地跟酒精相處，也能同時預防脂肪肝的產生。

即使如此，還是有人因為沒有正確的知識而導致肝臟惡化，或是有人因過度擔心而自行放棄娛樂，滴酒不沾。但只要適度飲用，酒也能夠成為「人生中最好的朋友」。如果可以不用在意肝臟，一輩子飲酒作樂的話，不知道是有多幸福呢。何不趕快透過閱讀本書，來學習「有益身體的飲酒方法」呢？

栗原診所 東京・日本橋院長　栗原　毅

目錄

第1章 有利於健康與肝臟的酒類挑選方式

第2章 最強的飲酒法

序章

肝臟的新常識

序章

肝臟的新常識

新常識①

喝酒的人可以活更久!?

「酒為百藥之長」有經過科學證明

到不久之前為止，「酒對健康有害」還是屬於常識的一部分。不過，美國科學與健康協會（ACSH）在1993年開始研究調查飲酒量與死亡率的關連後，發現「和完全不喝酒的人相比，有喝酒習慣的人死亡率相對較低。」因此「適度飲酒有益健康」變成了新常識。

在此同時，也發現飲酒過度的人死亡率提高了。由於表示關聯性的圖表看起來像是在寫「J」，因此又稱為「J曲線」或「J曲線效應」。

日本也有進行相關研究，針對約11萬名從40歲到79歲的男女，經過9～11年的長期調查，觀察罹患癌症的患者數量、心血管疾病患者數量以及總死亡人數變化後，發現不管是哪一個數字，每天攝取的純酒精量23克的人都有最低的風險。

雖然從這個結果來說，「（適量的）酒為百藥之長」，但還是有須注意之處。其中一點是若有罹患高血壓、糖尿病以及高三酸甘油脂血症的風險時，即便是少量的酒精也可能給人帶來負面的效果。另一點是，所謂的適量對每個人都有所不同。

不過關於多少酒精量才算適量，還是存在著特定程度的基準，接下來會詳細進行解說。

透過11萬人的追蹤調查發現！適量飲酒能夠降低死亡風險！

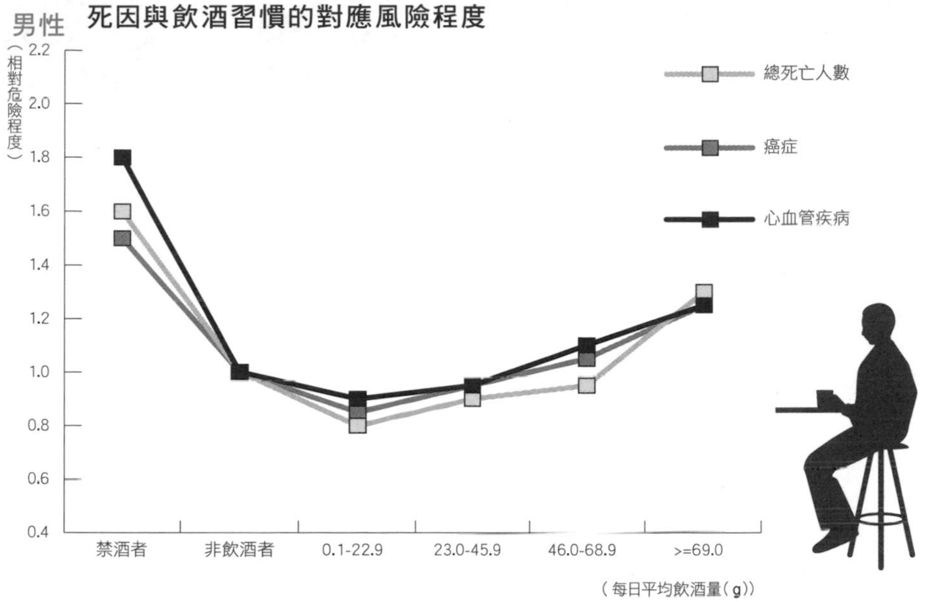

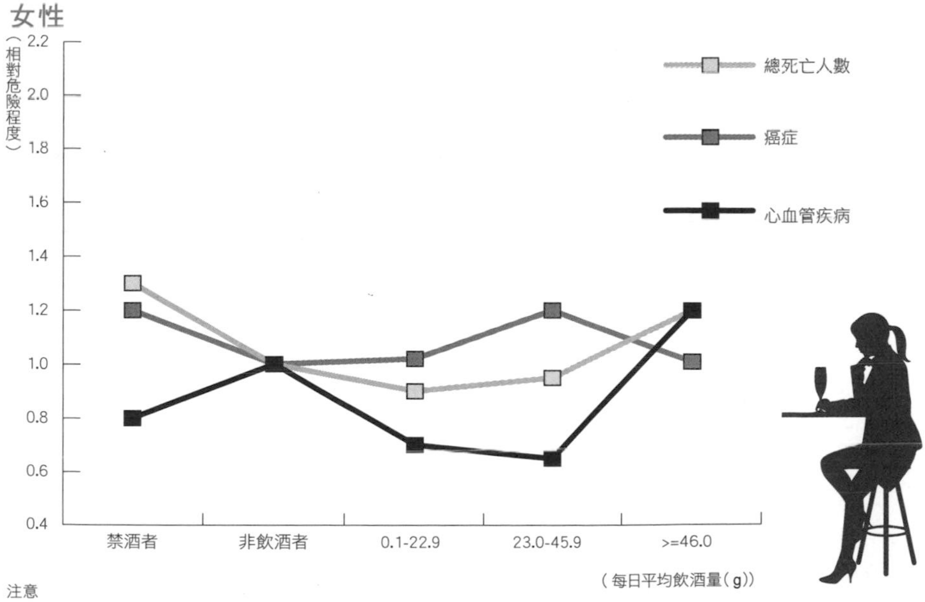

注意
1．對40歲到79歲的男女性約11萬人追蹤 9年到11年。
2．死亡率的相對風險是根據年齡、BMI、教育程度、抽菸與否、運動、糖尿病以及高血壓等過去病史進行調整。
出處：日本厚生勞動省e健康網站（e-ヘルスネット）

新常識②

八成的酒量由基因決定！

事實上有約四成的日本人不太會喝酒

有人酒量好，有人酒量差，為什麼會有這樣的分別呢？其實這是受到基因影響的。

酒精（乙醇）進入體內後會被運送到肝臟，經過兩個階段的分解後解毒。在第一階段中，酒精會被乙醇去氫酶（ADH）分解成乙醛，在第二階段中被乙醛去氫酶（ALDH）轉變成無毒的乙酸，最後會變成二氧化碳、水以及熱。

乙醛去氫酶有六種不同種類，其中2型乙醛去氫酶（ALDH2）是影響酒量好與不好的關鍵。目前已經知道ALDH2的基因有兩種類型，分別是酒精分解能力高的N型以及分解能力低的D型。

由於人類會從雙親身上各遺傳一個基因，因此遺傳類型就會分成NN型、ND型以及DD型。以酒精分解能力來看，最強的是NN型，ND型是NN型的16分之1，而DD型則是幾乎沒有分解能力。

以日本人來說，據說約四成的人是ND型或是DD型。這也代表大部分的日本人以遺傳的觀點而言都沒有很會喝酒。喝酒馬上就會臉紅的人不是ND型就是DD型，因此最好要有酒量不好的自覺才行。

決定喝酒能力強弱的三種「ALDH2」活性類型

基因類型	ALDH2酵素的活性類型	乙醛的分解能力	容易臉紅的程度（酒精反應）
NN型	活性型	高	不容易臉紅
ND型	不活性型	低	容易臉紅
DD型	失去活性型	幾乎沒有	馬上就臉紅

人種分類出現率

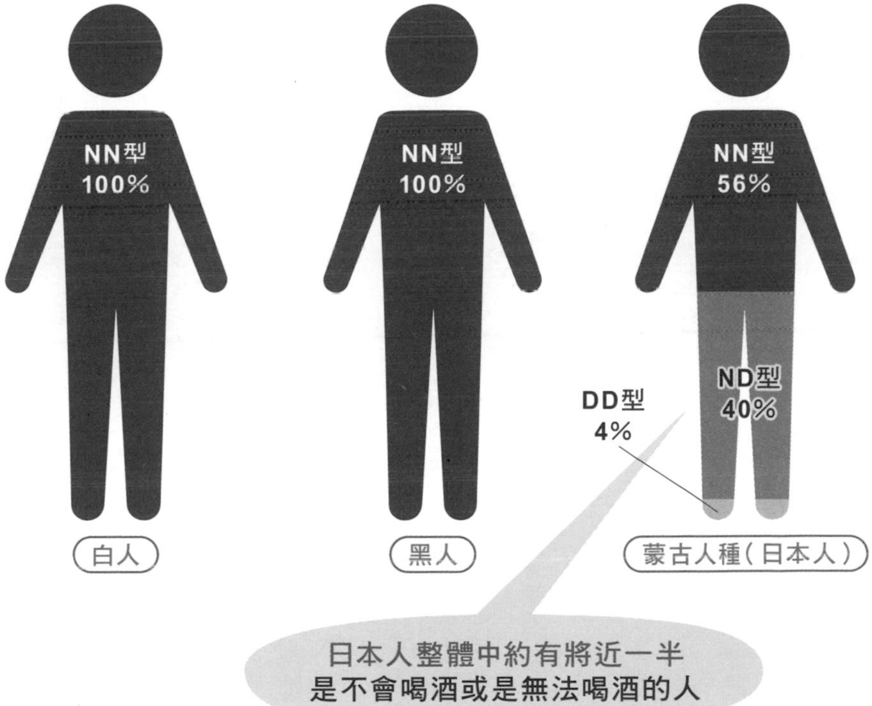

出處：根據前筑波大學教授原田勝二博士的研究

序章

肝臟的新常識

新常識③ 適當飲酒量人人不同

每日的適當飲酒量是純酒精20克

同前所述，適度飲酒已被科學證明有益健康。那麼，所謂的適量到底是多少呢？

對身體有益的純酒精攝取量為每日7～40克。以適度飲酒來說，一天最多20克。這也是日本厚生勞動省（按：類似台灣的衛福部）所標示的健康飲酒基準量。換句話說，一天喝超過60克即為大量飲酒，是對身體不好的飲酒方式。

以此基準來考量，一天的適量飲酒量參考量就是「日本中杯啤酒杯兩杯（中瓶兩支）」、「日本酒兩合」以及「沙瓦（7％）兩杯」。

你怎麼想呢？如果是覺得「這樣喝不夠啊」的人，就代表平常說不定可能有點喝太多了。

但是，因為每個人的適當飲酒量不同，如果有人擁有能分解大量酒精的肝臟，即使喝超過上述的量，也不會有任何問題。反過來，分解能力不足的人，適當飲酒量當然就要比上述的要來得少。

從喝下去的酒量、酒醉的感覺、是否宿醉以及健康檢查的數值等，來找尋屬於自己的適當飲酒量吧。如果可以精準地找到讓酒變成藥的飲酒量的話，就可以一輩子健康快樂喝酒了。

一天的適當飲酒量基準是酒精40克

啤酒

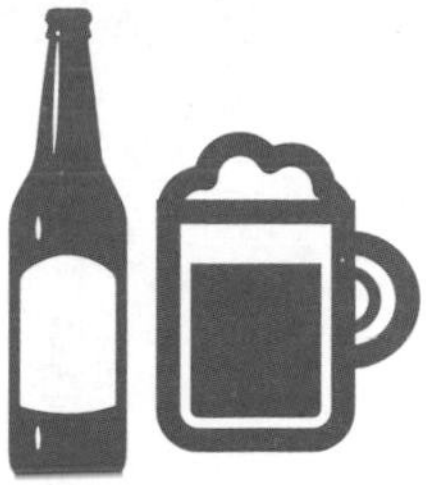

日本中啤酒杯兩杯
或中瓶兩支
（一杯約350-500ml）

葡萄酒

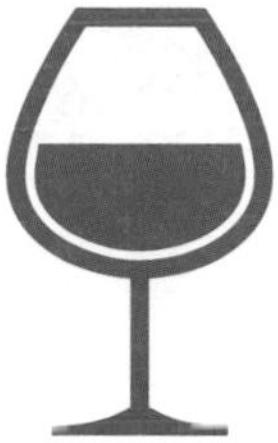

玻璃杯三杯
（約360ml）

威士忌

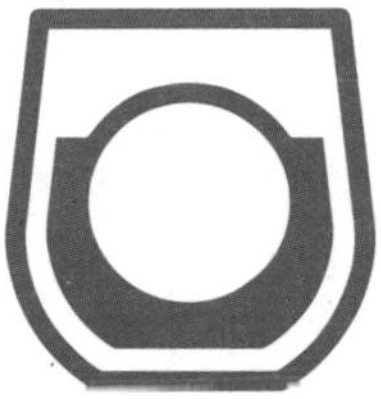

Double兩杯
（1 double為60ml）

日本酒

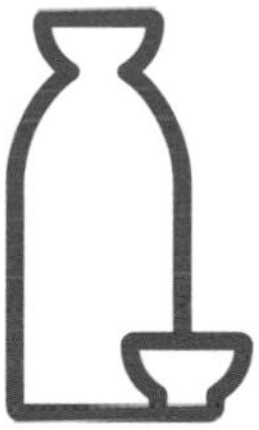

兩合
（一合約為180ml）

燒酎

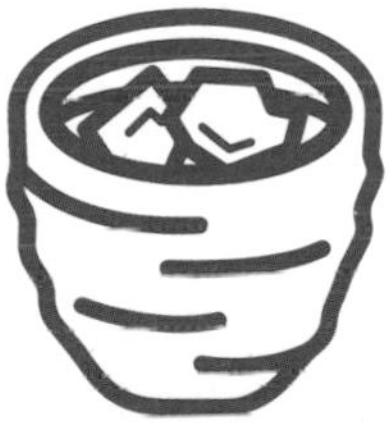

兌水版兩杯

沙瓦（7%）

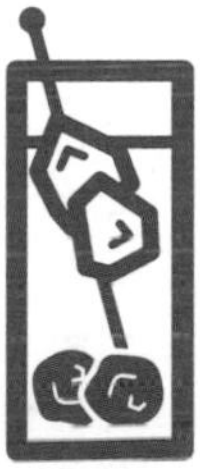

啤酒杯兩杯
（350ml罐裝兩罐）

酒精含量的計算方法

酒精度數（%） × 酒容量（ml） ×0.8÷100＝ 純酒精量（g）

例如40%度的威士忌50ml的話……

40×50×0.8÷100＝16（g）

<健康快樂飲酒的「適量」三守則>

- 有益身體的酒精量，一天為7～40克
- 如果要節制的話，一天最多20克
- 注意不要超過一天60克！

因為每個人的適度飲酒量都不一樣，所以一起找出適合自己的飲酒量吧！

新常識④ 不需要養肝日！

以週為單位來思考就不需有壓力！

「一週內要有一、兩天的養肝日」是長久以來的常識，但如果在養肝日忍著不喝酒，結果因為忍耐的關係導致隔天大喝特喝的話，就完全失去養肝日的意義了。

因此，當今的主流思考方式是，以一週為單位來管理酒精的攝取量才是合理的方法。也就是說，現在的新常識是不需要養肝日。

如前所述，日本厚生勞動省將「一天20克的純酒精攝取量」設定為基準數值。加上容許量的話，一天最多可以攝取到40克，因此請將一天攝取量控制在20～40克內，一週攝取量則為140～280克內。如果是用這種方法的話，就可以依照自己的判斷來調整，再也不會因為養肝日不能喝酒而備感壓力了。當週末要參加派對時，也可以在當週開始前幾天少喝一點，派對的時候大喝特喝。

但一般來說，女性的肝臟會比男性要來得小，酒精處理能力也會比較低，據說導致這種情形的負面因素是女性荷爾蒙。檢視世界各國的一天適當飲酒量後，發現大部分的國家都將女性的建議飲酒量設定為男性的三分之二。因此，女性的基準應為一天15～30克，換算成週的話應為105～210克。

以週為單位來管控酒精攝取量吧！

女性

每日 **15～30克**

每週 **105～210克**

日本厚生勞動省並沒有發表女性的純酒精攝取量基準。一般來說，女性的肝臟會比男性的小，分解酒精的能力也低於男性的肝臟，因此每日酒精攝取基準量設定為15克，容許範圍為30克。

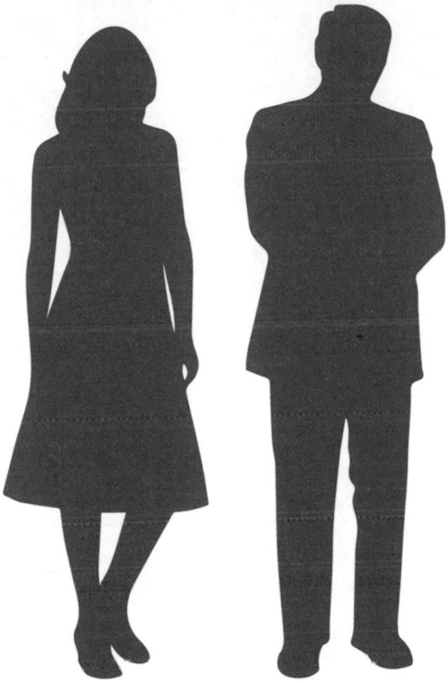

男性

每日 **20～40克**

每週 **140～280克**

男性每日酒精攝取基準量為20克，容許範圍為40克。換算成每週後為140~280克。只要以這個數字為基礎，將每週的攝取量管控在這個範圍內，就不需要養肝日。

只要把酒精攝取量控制在一週的容許範圍內
就不需要養肝日

■參考：各國的純酒精攝取量基準、容許範圍

國家	基準攝取量(g)	每日容許量(g)	
		男性	女性
澳洲	10	40	20
奧地利	10	30	20
加拿大	13.5	13.5	13.5
丹麥	12	36	27
紐西蘭	10	30	20
英國	8	24-32	16-24
美國	14	28	14

出處：日本厚生勞動省e健康網站（e-ヘルスネット）

新常識⑤

全面啟動酒精分解能力的方法

避免吃含「醣」量多的下酒菜

肝臟被稱為24小時持續運作的器官，擔負著與維持生命息息相關的重要任務。主要負責的工作是代謝和解毒，也就是將在小腸吸收的養分轉化成能量，分解吸收進體內的有毒物質，還有生產膽汁等等。

吃了下酒菜之後，這些食物會變成養分讓身體吸收，而酒精則是歸類在有毒物質。意思就是，當邊喝酒邊吃下酒菜時，就會變成肝臟要同時進行代謝以及解毒的工作，讓肝臟的負擔加劇。當變成這種情形時，就會沒有辦法全面發揮酒精分解能力。

若酒精以及乙醛的分解能力變得遲緩，這些物質就會變成跑進血液中在體內循環。乙醛會引發酒精反應，如臉紅、嘔吐感、頭痛以及心悸等等讓飲酒者感覺不適的症狀。另外，當體內的乙醛多到身體隔天還在分解的狀態，就是所謂的「宿醉」。

如果可以讓肝臟處於能專心在分解酒精的狀態，就能輕易避免上述事項。重點在於避免吃下含有大量醣類的下酒菜（請參閱P. 90）。醣的代謝會帶給肝臟相當大的負擔，若肝臟可以免於這些負擔，就能專心在分解酒精上發揮完整的能力，以結果來說，同時也能連結到如防止肥胖等良好結果。

肝臟所負責的重要工作：「醣的代謝」以及「分解酒精」

醣的代謝

飲食（醣類）

↓ 分解

葡萄糖

↓ 儲存

肝醣

↓

根據必要需求
釋放到血液中

收集葡萄糖，轉化成肝醣暫時儲藏。根據必要需求釋放到血液中，穩定血糖值。

分解酒精（解毒）

酒（酒精）

↓ 分解

乙醛（有害物質）

↓ 分解

乙酸（對人體無害）

↓

轉換成水以及CO_2
排出體外

將酒精分解成乙醛。再將乙醛分解成無毒的乙酸，最終轉換成水以及二氧化碳（CO_2）後排出體外。

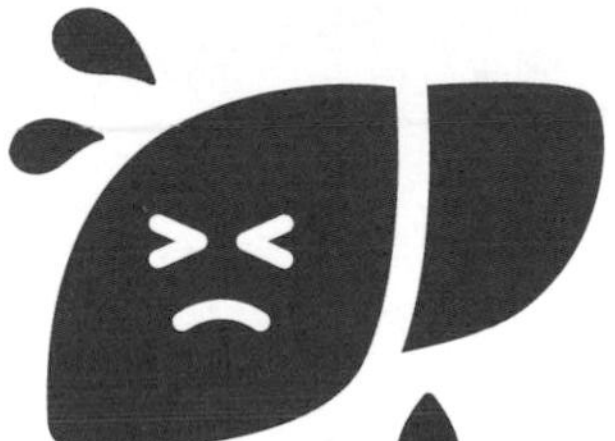

✕ **若要同時分解酒精又代謝醣，**
肝臟的工作會變成兩倍，
分解酒精的工作就會變得遲緩

〇 **只要讓肝臟專心在分解酒精上，**
就能完整發揮分解能力！

新常識⑥

「喝酒會胖」是騙人的

會胖不是因為酒，是因為「醣」

就像把凸出來的肚子叫做「啤酒肚」，「喝酒會胖」也一直都是大家的認知。500ml的啤酒約含有熱量200大卡，等同於一碗白飯的熱量，因此會有這種觀念也不奇怪。

但是，已知酒精中的能量大多都會變成熱釋放出去，據說也不容易囤積在體內。根據各國的研究，現在已知酒精攝取量與肥胖是沒有關聯性的。

那麼，為什麼會覺得經常喝酒的人都胖胖的呢？其實，會讓人發胖的不是酒精，而是喝了像水果系列沙瓦那類甘甜酒類、飲酒時吃的下酒菜以及結尾時吃的拉麵等等的食物，過度攝取了這些食物中所含有的醣的緣故。

醣會被合成為身體活動所需能源的中性脂肪（三酸甘油酯），接著會釋放到血液中。但沒有被消耗掉的中性脂肪就會被儲藏起來，變成內臟脂肪以及皮下脂肪。

當喝了好幾杯含有果糖或是玉米糖漿等甜味劑的酒，或是吃了含有大量醣的下酒菜後，體內就會合成大量的中性脂肪，進而導致肥胖。為了避免如此，第2章會詳細地解說「正確的飲酒方法」。

酒精攝取量與肥胖無關

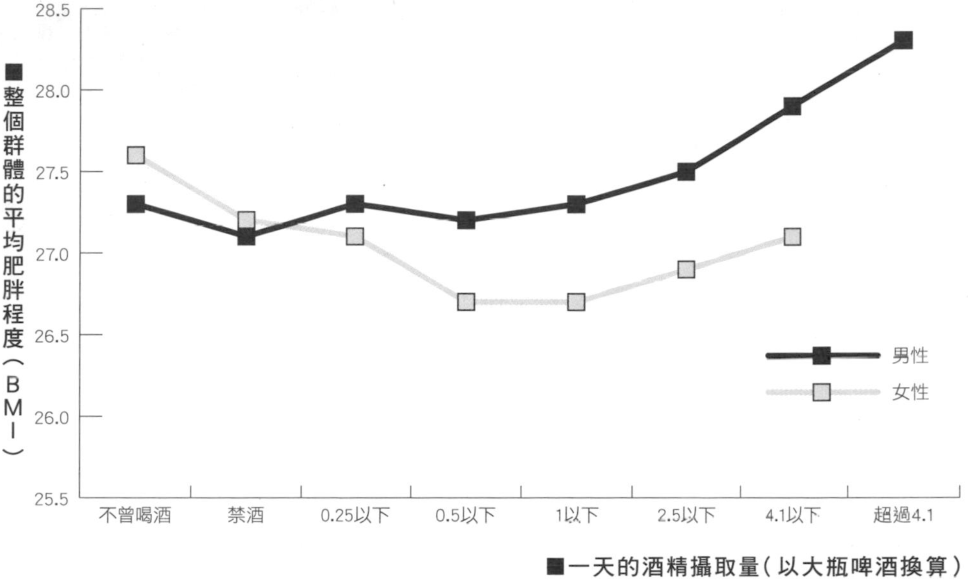

出處：Bergmann MM, et al. The association of lifetime alcohol use with measures of abdominal and general adiposity in a large-scale European cohort . Eur J Clin Nutr. 2011 Oct:65(10):1079-87.

※一日攝取量是以大瓶啤酒（淡色啤酒：636ml，酒精含量3.7g/100g，密度1.008g/ml）的瓶數來表示。
※此為西歐六國的共同研究（調查對象年齡為25~70歲，男性9萬7666人，女性15萬8796人）
※因年齡、教育程度、身體活動、抽菸習慣、從酒以外的食物所獲得的能量及其他可能對結果造成影響的因素部分，已有經過統計學上的調整。

脂肪囤積的機制

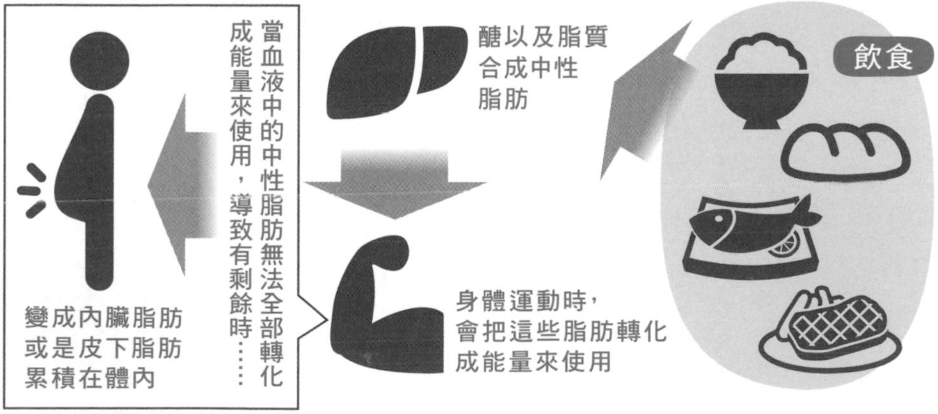

新常識⑦

口腔環境與肝臟有關

牙周病菌也會對肝臟產生不好的影響

「牙周病」是一種口腔疾病，而「糖尿病」是肝臟的疾病（按：肝臟會代謝醣）。乍看之下，這兩個疾病好像完全沒有任何關聯，不過根據近年的研究，已知牙周病與胰島素抗性具有非常深遠的關係。

所謂的胰島素抗性，是指人對胰島素的敏感性降低，導致血糖值一直維持在高檔的狀態。當牙齦因牙周病而開始出血時，牙周病菌會進入到血管中，變成阻礙胰島素作用的因素。

另外也有研究指出，當牙周病菌隨著食物一起進入到身體內部，抵達肝臟時，會對肝臟造成傷害。牙周病菌的毒性很強，因此肝臟為了解除該毒性而全力運作。而肝臟會在這過程中受到傷害。

另一方面，現在也發現了糖尿病會誘發牙周病。當血管因為糖尿病而變脆弱，血液循環變差時，身體的抵抗力就會隨之下降，導致容易罹患牙周病。甚至可以說，牙周病與糖尿病之間的關聯就是一種負向循環。

為了避免這種狀況，口腔的照護是非常重要的。為了避免罹患牙周病，請務必每天確實刷牙。

牙周病與糖尿病的恐怖關係

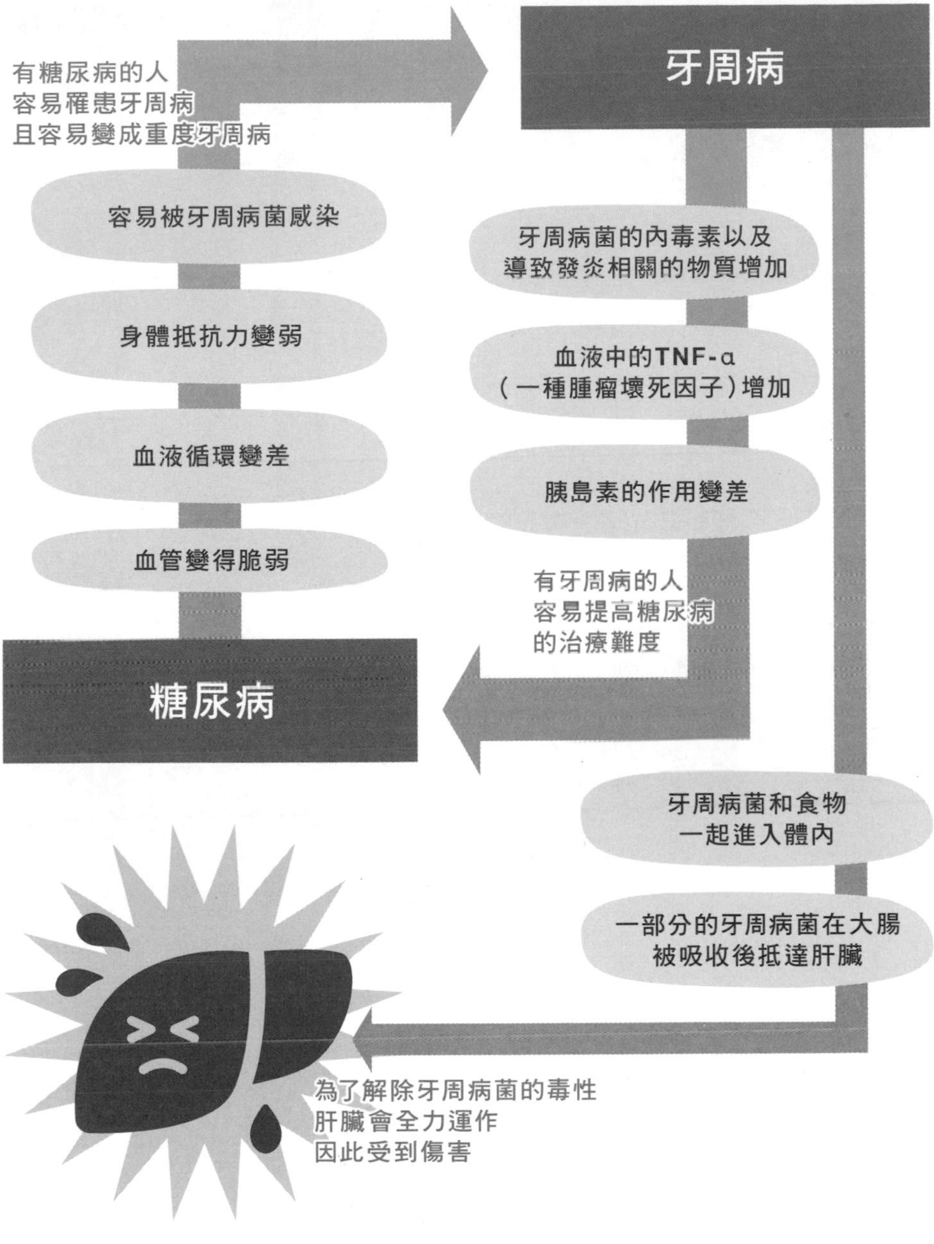
牙周病
有糖尿病的人
容易罹患牙周病
且容易變成重度牙周病
容易被牙周病菌感染
身體抵抗力變弱
血液循環變差
血管變得脆弱
糖尿病
牙周病菌的內毒素以及
導致發炎相關的物質增加
血液中的TNF-α
（一種腫瘤壞死因子）增加
胰島素的作用變差
有牙周病的人
容易提高糖尿病
的治療難度
牙周病菌和食物
一起進入體內
一部分的牙周病菌在大腸
被吸收後抵達肝臟
為了解除牙周病菌的毒性
肝臟會全力運作
因此受到傷害

新常識⑧ 腸道的健康就是肝臟的健康

優格及橄欖油也能讓肝臟精神百倍！

讀者們知道最近蔚為話題的「腸道菌群」嗎？約有1000兆個腸內細菌住在小腸末端到大腸之間的部位，因為這些細菌都是同種類聚集在一起生活，看起來就像是花田（flora）一樣，因此稱為「腸道菌群」（Gut Flora）。

腸內細菌分別是由益生菌（善玉菌）、伺機菌（日和見菌）以及壞菌（惡玉菌）這三種類型的細菌所組成。其中伺機菌是會看益生菌以及壞菌哪一方位於優勢而見風轉舵的細菌。

雖然大家會認為只要有益生菌就好，但其實腸內細菌的理想比例是「益生菌2：伺機菌7：壞菌1」。

當腸道菌群失去平衡時，腸內環境就會惡化，接著會導致腸內物質腐敗速度加快，產生出氨、酚以及吲哚等的有害物質。接著，產生的一部分有害物質會被大腸所吸收，並運送到肝臟。雖然肝臟可以分解這些物質的毒素，但有時也會受到影響而受到傷害。

要改善腸內環境，一定要攝取足夠的膳食纖維。另外，要補充益生菌之一的比菲德氏菌，吃含能幫助比菲德氏菌增加的乳酸菌的優格，或攝取含有大量油酸的橄欖油，也都有改善腸內環境的功效。

另一方面，壓力、運動量不足以及生活不規律也會導致壞菌的增加，也請多加注意。

當腸道環境惡化時，也對肝臟產生不好的影響

益生菌	伺機菌	壞菌
●比菲德氏菌 ●乳酸菌 ●腸球菌 等等	●擬桿菌 ●大腸桿菌（非病原性） ●真桿菌 等等	●產氣莢膜梭菌 ●大腸桿菌（病原性） ●脆弱類桿菌 等等
2	7	1

2 ： 7 ： 1

腸道內理想的平衡狀態

當腸道環境維持平衡
且益生菌處於優勢時……

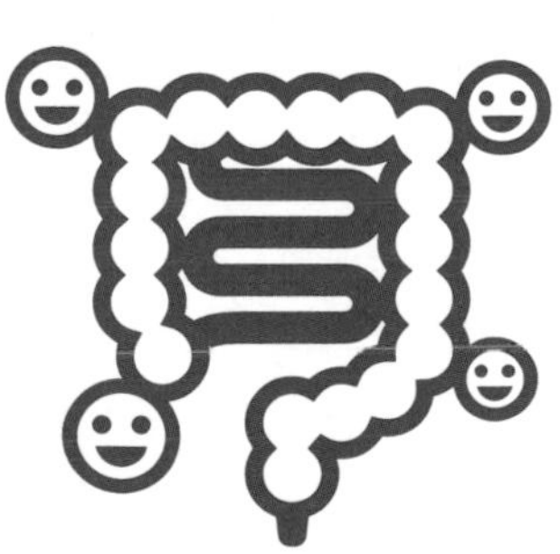

不會產生有害物質
不會對肝臟產生負擔

當腸道環境失去平衡
且壞菌處於優勢時……

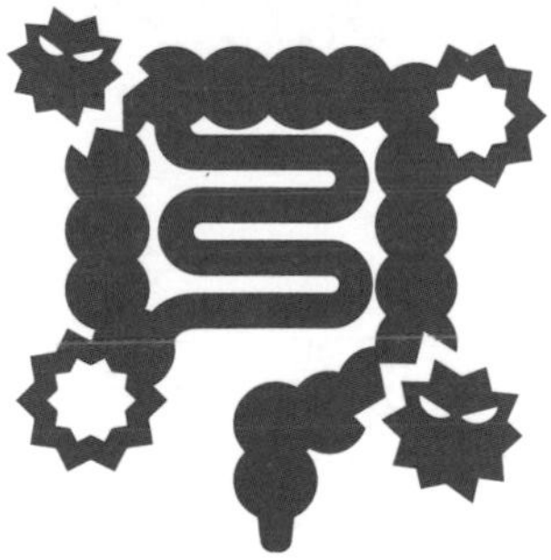

一部分有害物質會運送到肝臟
可能會對肝臟造成負擔……

新常識⑨

優良的睡眠品質就是讓肝臟復活的最大關鍵

透過睡眠調整自律神經

自律神經能促進分泌分解酒精的酵素。自律神經是由在活動時或是興奮時會佔據優勢的交感神經，以及睡眠時或是放鬆時會佔據優勢的副交感神經所組成。調整自律神經的感應器位於視神經的附近，會配合日夜節律來切換交感神經以及副交感神經。

雖然自律神經沒有辦法依照自己意志控制，但只要過著人類原本應該要有的生活節奏，也就是早上起床晚上睡覺的話，自律神經就會正常運作。這也代表，只要生活正常規律，酒精分解酵素就能正常分泌。

另外，優良的睡眠品質也可以讓肝臟好好休息。因此必須要在睡眠時進入所謂「非快速動眼期」的深度睡眠狀態才行。但是當自律時經失調時，明明就準備要睡覺了，交感神經卻開始運作，反而讓人變得不好睡。

要有好的睡眠品質，據說在睡前1小時之前去泡溫水澡，約15分鐘、溫度在38～40度，就能在就寢前讓體溫下降到剛剛好的溫度。另外，做簡單輕鬆的運動或是燃燒精油等也有幫助睡眠的功效，但是嚴禁睡前喝酒。理由會在之後補述。

優良的睡眠品質會讓自律神經保持在正常的狀態

睡眠的功效

- 降低血壓
- 內臟器官活動降低（肝臟的休養）
- 整頓自律神經平衡

靠優良睡眠品質來讓肝臟恢復活力！

睡眠對肝臟有兩個功效。一個是降低肝臟的活動，讓其休養，另一個是調整自律神經平衡，促進分泌酒精分解酵素。花點心思讓自己每天都能好好睡覺吧。

非快速動眼睡眠與快速動眼睡眠

非快速動眼睡眠

- 深眠
- 眼球停止
- 大腦以及內臟器官處於假死狀態

每90分鐘
進行切換
是理想的模式

快速動眼睡眠

- 相對淺眠
- 眼球會快速的動作
- 做夢

入眠時會靠進入非快速動眼期來獲得優良睡眠品質

簡單的體操

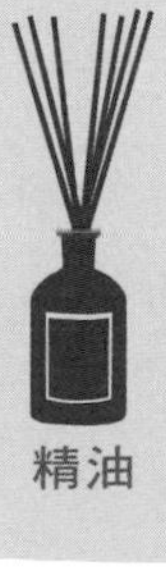

精油

泡澡

最理想的模式是，進入非快速動眼睡眠，90分鐘後切換到快速動眼期，接著90分鐘後再切換到非快速動眼期。透過泡澡、精油或是簡單的體操來放鬆吧。

新常識⑩

健檢報告的肝臟相關指數如何正確判讀

數值開始惡化的時候就要嚴加注意！

在健康檢查的各項數據中，「γ－GTP」（按：γ唸作Gamma）是能確認肝臟狀態的知名項目。由於喝酒過度容易導致數值惡化，應該有很多飲酒愛好者收到健康檢查報告時，第一眼就是看這個項目吧？

為什麼只要喝酒過度，γ－GTP就會升高呢？接下來要說明其中機制。

當飲酒過度導致肝臟負擔變大時，肝細胞就會開始壞死。平常肝細胞會自然再生出來，不過一旦這種負擔沉重的狀態不斷持續，壞死的肝細胞會繼續增加。接著，肝細胞中所含有的γ－GTP就會洩漏到血液中，導致數值惡化。

反過來說，只要γ－GTP的數值不惡化，喝多少酒都沒有問題。但是，當數值稍微開始有一點惡化時就需要嚴加注意！必須馬上開始控制飲酒量。

另外，「ALT」與「AST」數值則和蛋白質代謝的酵素有關，也可以當作是監測肝臟健康狀態的參數。當脂肪蓄積在肝臟，形成脂肪肝的狀態時，肝細胞就會開始發炎並逐漸壞死。如此一來，ALT以及AST就會開始滲入血液。這也就代表當這兩個數值偏高時，就可以推測出肝臟正因脂肪肝而導致發炎，且正處於惡化的狀態，因此也請務必檢查這些數值。

血液檢查中特別要注意的數值① 與肝臟有關的檢查項目

■肝臟相關檢查中的重要項目

檢查項目	基準數值	理想數值	解說
ALT(GPT)	10～30IU/ℓ	5～16IU/ℓ	當因為攝取過多醣導致肝細胞產生異常時,數值就會增加。若超過16,代表可能已經開始形成脂肪肝,如果AST的數值也超過16,處於脂肪肝狀態的可能性非常高。
AST(GOT)	10～30IU/ℓ	5～16IU/ℓ	肝細胞壞死時會釋放出來的物質，當數值超過16時，就可能已出現脂肪肝的問題。如果此數值比ALT還高的話，就有飲酒過量的疑慮，比ALT低時，就要懷疑是否攝取過多的醣。
γ-GTP	男性:79IU/ℓ以下 女性:48IU/ℓ以下	男性:10～50IU/ℓ以下 女性:10～30IU/ℓ以下	當因為酒精性肝病或醣攝取過多，導致脂肪肝或膽道出現異常時，此數值就會上升。男性數值超過50、女性超過30時，就有酒精性脂肪肝之虞。
白蛋白	3.7～5.5g/dl	4.5g/dl以上	是一種存在於血液中的蛋白質，負責搬運氨基酸。當數值變低時，就會無法形成肌肉以及血管，使得燃燒中性脂肪的能力變弱。

預防文明病以及脂肪肝的「理想數值」

基準數值是指，只要位於該基準之間，一般來說就會判斷為沒問題的數值。理想數值則是指，為了預防文明病與脂肪肝，而希望可以維持在該範圍內的數值。雖說實際數值超過理想數值時並不代表罹患該疾病，但當數值超過時就代表可能是脂肪肝候選人，因此還是要多加注意。

血液檢查中特別要注意的數值② 與脂質代謝相關的檢查項目

■脂質代謝相關檢查中的重要項目

檢查項目	基準數值	解說
總膽固醇（T-Cho）	150～219mg/dl	血液中非常重要的脂肪，是形成細胞壁、血管壁以及膽汁酸的原料。當測量出來的數值比基準值高時，可能罹患高脂血症或是糖尿病，數值過低時則會懷疑是否有肝硬化或是猛爆性肝炎等的肝臟異常。
低密度膽固醇（LDL-C）	70～139mg/dl	負責將在肝臟製造出來的膽固醇運送到全身。因為此膽固醇過多時會導致動脈硬化，誘發心肌梗塞以及腦梗塞，所以低密度膽固醇又稱為「壞膽固醇」。
高密度膽固醇（HDL-C）	男性：40～80mg/dl 女性：40～90mg/dl	負責回收過多的膽固醇，會去除累積在血管壁上的膽固醇並運送回肝臟。因為高密度膽固醇可以預防動脈硬化，所以又稱為「好膽固醇」。
中性脂肪（TG/三酸甘油脂）	50～149mg/dl	在體脂肪中占有很大比例的物質，就是所謂的「脂肪」。是重要的能量來源，但當過度增加時，會轉換成體脂肪累積在體內，是變成肥胖的原因之一，同時也會引發文明病。

血脂異常症的判斷基準

- **LDL膽固醇超過140mg/dl以上→**「低密度膽固醇過高」
- **HDL膽固醇低於40mg/dl→**「高密度膽固醇血過低」
- **中性脂肪超過150mg/dl以上→**「高三酸甘油脂血症」（高中性脂肪血症）

危險的「血脂異常」會引發動脈硬化

一旦膽固醇或是中性脂肪等脂質的代謝出現異常，導致血液中的數值偏離上述表格的基準數值，就會被判斷成「血脂異常」。它與酒精性脂肪肝有密切關連，還會變成引起動脈硬化的危險因子。如果放任不管，就會引發動脈硬化相關聯重度疾病，如腦梗塞或是心肌梗塞等，因此有及早治療的必要。

血液檢查中特別要注意的數值③ 與血壓及血糖有關的檢查項目

■血壓相關檢查的確認重點

檢查項目	基準數值
收縮壓（最高）	～129mmHg
舒張壓（最低）	～84mmHg

高血壓的判斷標準

●收縮壓超過140mmHg以上
●舒張壓超過90mmHg以上

■血糖相關檢查的重要項目

檢查項目	基準數值	解說
血糖值（FPG）	70～109mg/dl（空腹時）	指的是空腹時血液中所含有的葡萄糖（glucose）濃度。當血糖數值維持在超過必要濃度以上且無法降下來的狀態時，就稱為高血糖，當這個狀態長時間持續後就會傷到血管，引發動脈硬化，具有可能誘發糖尿病等各種疾病的風險。
糖化血色素HbA1c（NGSP）	5.9%以下	為紅血球中所含有的血紅素（HbA）與血糖（glucose）結合後所形成的物質。由於此數值不會因為飲食的內容、運動或是壓力等影響而改變，因此診斷時會將此數值當作是過去1~3個月的血糖平均值使用。

糖尿病的判斷基準

●當空腹時血糖數值達到126mg/dl以上
●當HbA1c達到6.5%以上

小心不要錯過「高血壓」以及「糖尿病」的徵兆！

「高血壓」正如其名，是因血壓變高所產生的疾病。日本人中約有4000萬人罹患此疾病，同時也是文明病的代表疾病之一，會提高罹患中風以及心臟病的風險。「糖尿病」指的是身體不斷維持慢性高血糖狀態的疾病。除了會引發視網膜病變、腎臟病變以及神經病變等三大併發症之外，還會加速動脈硬化，並且提高罹患心臟病以及中風的風險。

肝臟專欄 1

體重愈重
酒精分解能力就愈好！

前面的章節已經提過，酒量取決於基因，不過其實體型大小也會影響酒量。會這樣說，是因為體型愈大的人，肝臟也就愈大，分泌酒精分解酵素的能力也就愈高。

以醫學上來說，每小時能夠分解的酒精量為「體重1公斤為0.1克」。也就是說，例如體重60公斤的人，每一個小時只能分解6克的酒精，但當體重為前者的1.5倍，換句話說，當有人體重90公斤，每小時能分解的酒精就會來到9克，代表分解能力也會提高1.5倍。

比如說，當喝下了20克的酒精，約等於一瓶500ml的啤酒時，要分解完畢，體重60公斤的人會花上約3小時20分鐘，體重90公斤的人會花上約2小時13分。

先記住「每小時可以分解體重10分之1」的法則，有助於計算從睡眠時間逆推「到幾點為止可以喝幾克」。

即使喝下同樣的量，也會因為體重不同，而使分解時間有相當大的差異！

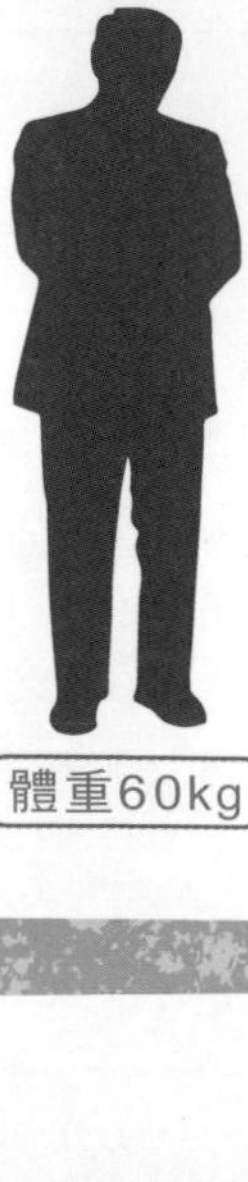

每小時能分解的酒精量

60(kg)×0.1＝6(g)

20克酒精的分解時間
20÷6＝3.33
＝約3小時20分

體重60kg

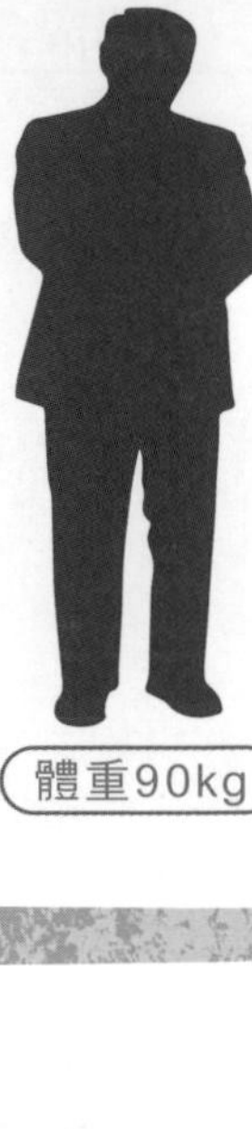

每小時能分解的酒精量

90(kg)×0.1＝9(g)

20克酒精的分解時間
20÷9＝2.22
＝約2小時13分

體重90kg

第1章

有利於健康與肝臟的酒類挑選方式

有利於健康與肝臟的酒類挑選方式

酒分成「釀造酒」與「蒸餾酒」兩種

無論是哪一種酒都有絕佳的健康功效！

酒類大致上可以分為「釀造酒」以及「蒸餾酒」。

釀造酒是指水果或穀類經酵母進行酒精發酵後所製造出來的酒類，啤酒、日本酒以及葡萄酒等等都是屬於這類型。**這些酒都含有醣，因此喝太多時都會導致中性脂肪增加，不過只要適量飲用，就會獲得很高的健康功效。**例如啤酒原料是蛇麻，具有預防失智與文明病的功效；日本酒中所含有的氨基酸則有強化肌肉、肝功能以及免疫功能的功效；紅酒富含多酚，除了有助於改善視力退化與眼睛疲勞，還有預防老化和癌症的功效。如前所述，釀造酒具有可預期的健康功效。

蒸餾酒是將釀造酒等酒類經加熱後讓酒精氣化，再把水蒸氣等物質收集起來後所製成的酒，燒酎、伏特加以及威士忌都是屬於這種酒類。**這種酒最大的魅力點不需多說，就是蒸餾過程中會去除雜質，因此這些酒類完全不含任何醣。**由於它有助於預防脂肪肝，可說是最適合減肥的酒類。另外，如果是喝的是乙類燒酎（燒酎分類參見P.46），那麼還能溶解血管內的血塊，讓血液流動變得更順暢，可獲得不同於釀造酒的健康功效。但是，因為燒酎或是威士忌等酒類是屬於高酒精度數的酒，因此嚴禁飲酒過度。

釀造酒與蒸餾酒的差異

釀造酒

經由酵母讓水果或穀物進行酒精發酵後製造的酒。

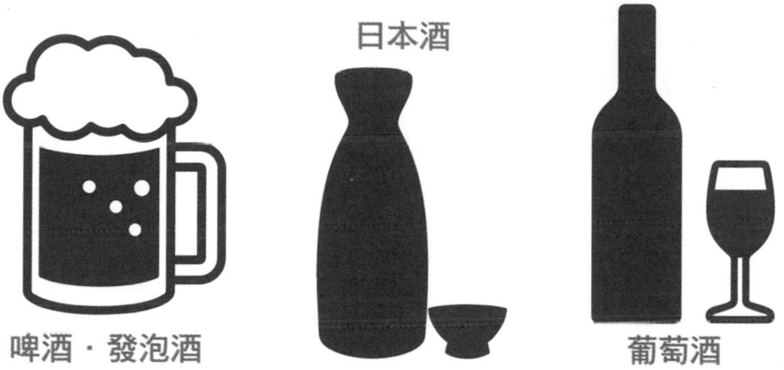
日本酒
啤酒・發泡酒
葡萄酒

蒸餾酒

將釀造酒等酒類加熱氣化後，再加以濃縮的酒。

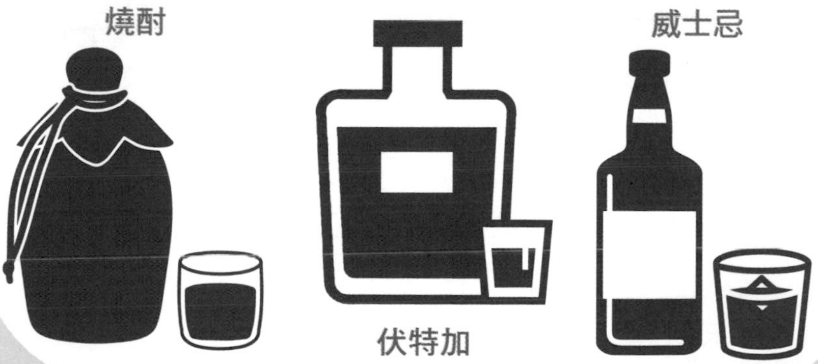
燒酎
威士忌
伏特加

釀造酒的魅力

啤酒・發泡酒

原料蛇麻的健康功效

可預防失智、文明病（動脈硬化、高血壓、糖尿病以及癌症等等）、骨質疏鬆以及更年期障礙。

（詳細說明在P.38）

日本酒

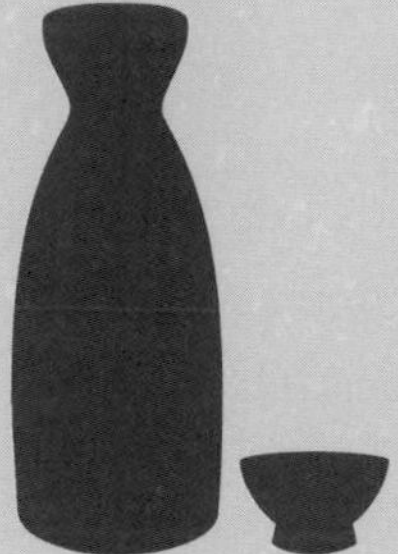

氨基酸成分的健康功效

能強化肌肉、肝功能及免疫機能、促進成長荷爾蒙分泌以及預防文明病（動脈硬化、糖尿病以及心臟病等等）等等。

（詳細說明在P.42）

紅酒

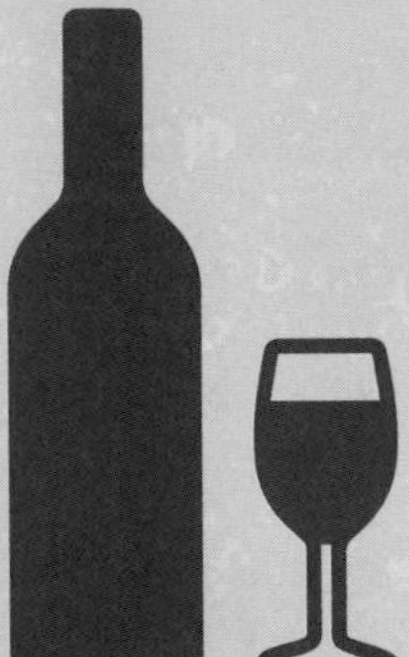

多酚成分的健康功效

能預防老化、動脈硬化以及癌症等，改善視力退化以及眼睛疲勞，預防大腦疾病。

（詳細說明在P.50）

釀造酒的原料以及成分中具有各種預防功效！
但因為含醣，所以要注意不要飲酒過度！

蒸餾酒的魅力

燒酎
（乙類）

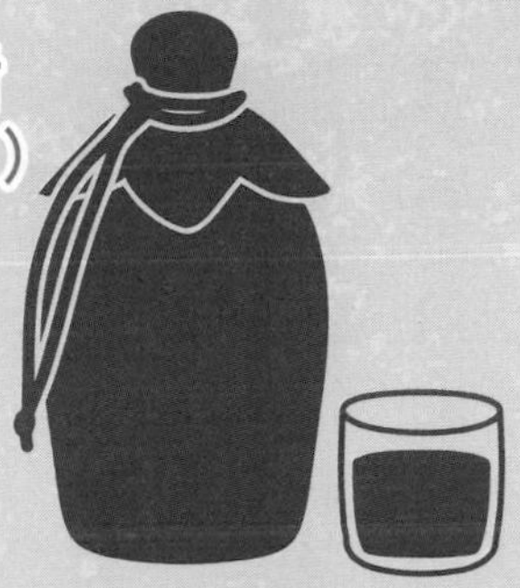

乙類燒酎的健康功效

除了不含醣的優點，還可以促進分泌血管內的尿激酶。能溶解血管內的血栓，讓血液流動變得更順暢。另外還會增加好膽固醇，預防動脈硬化。

（詳細說明在P.46）

伏特加

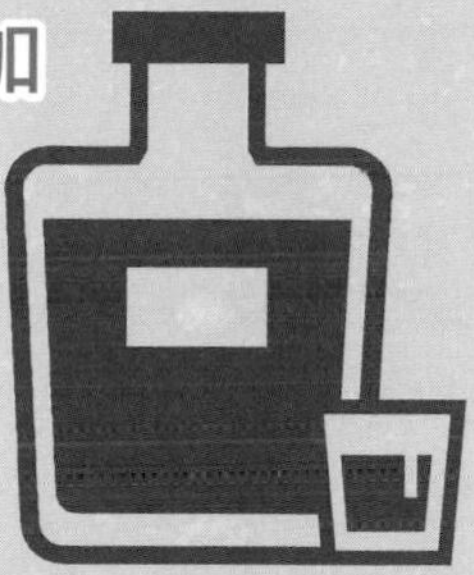

蒸餾酒的健康功效

因為不含會形成內臟脂肪而導致肥胖的醣，和釀造酒相比，更能降低罹患脂肪肝的風險。

（詳細說明在P.54）

威士忌

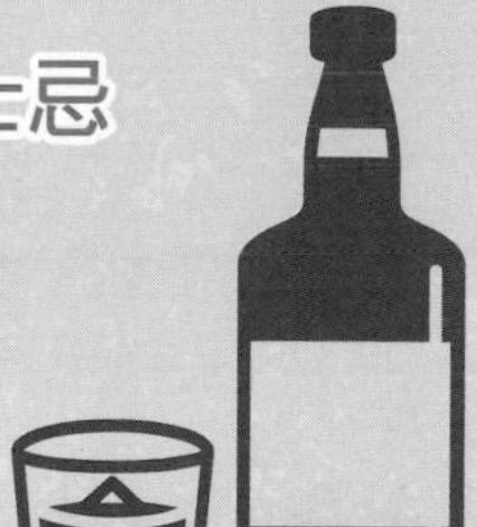

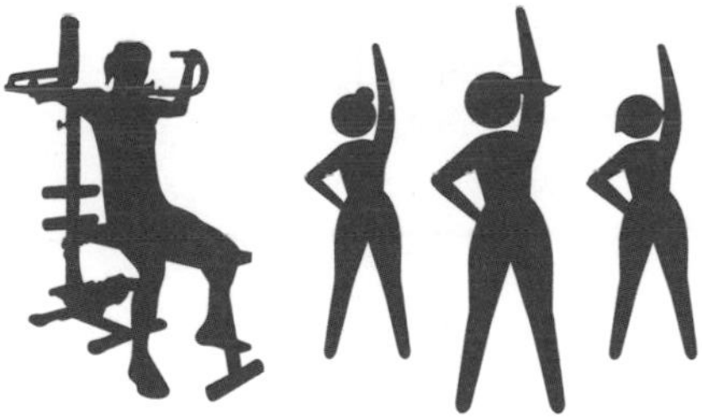

最適合減肥！

藉由蒸餾去除雜質，所以不含醣！
降低罹患脂肪肝的風險，也推薦在減肥過程中飲用！

啤酒與發泡酒的挑選訣竅

啤酒愈苦，健康功效愈好

若有人罹患痛風或有啤酒肚等疾病，由於在意健康，因此會避免喝啤酒以及發泡酒等酒類，但其實這些酒中也含有會帶來健康功效的原料。

直白地說，那原料就是蛇麻。蛇麻這種植物是啤酒類的苦味及香味的源頭。無論是什麼啤酒，都是由麥芽、蛇麻以及水所製作的（發泡酒的話，除了上述材料，還會加入數種其他原料來製造）。據說在這些原料中，蛇麻的健康功效是最好的。

事實上蛇麻中含有減緩大腦發炎等與預防失智有關聯的「α酸異構物」，有助於預防如動脈硬化以及高血壓等各式各樣的文明病的「多酚」，和有利於預防更年期障礙的「植物性雌激素」等成分。

為了要能夠更有效率地攝取與預防上述症狀有關的蛇麻，請讀者們務必要記住ＩＢＵ這詞彙。這是國際苦度單位，是一種代表啤酒苦味的單位，一般來說啤酒中原料之一的蛇麻含量愈多，ＩＢＵ就會愈高（有時候會因為麥芽量不同而出現不同的數據）。也就是說，選擇ＩＢＵ高的啤酒，可預期能獲得更好的健康功效。順帶一提，ＩＢＵ特別高又受歡迎的啤酒是「印度淡色艾爾啤酒」（ＩＰＡ）。

一般的啤酒以及發泡酒的原料與成分

啤酒的原料

麥芽、蛇麻

啤酒的定義

- 麥芽比率50%以上
- 副原料重量總計
  小於所使用麥芽重量的5%

發泡酒的原料

麥芽、蛇麻、玉米、大麥、糖類

發泡酒的定義

- 麥芽比率不到50%
- 麥芽比率超過50%以上時,有使用不許用於啤酒的副原料,或是所使用的副原料超過規定量。

■一般啤酒與發泡酒成分表

成分(單位:kcal或是g/100 g)	淡色啤酒	黑啤酒	司陶特啤酒	發泡酒
熱量(kcal)	40	46	63	45
蛋白質	0.3	0.4	0.5	0.1
由氨基酸組成的蛋白質	0.2	-	-	-
脂質	0	Tr	Tr	0
碳水化合物(醣+膳食纖維)	3.1	3.6	4.9	3.6
酒精	3.7	4.2	5.9	4.2

※「Tr」指的是含有該物質,但未達最低記載量。
※「-」代表未檢測

出處:日本食品標準成分表2015年版(第七版)

啤酒原料蛇麻所帶來的各種健康功效

蛇麻所含有的成分的主要功效

- α酸異構物（異葎草酮）、多酚、植物性雌激素

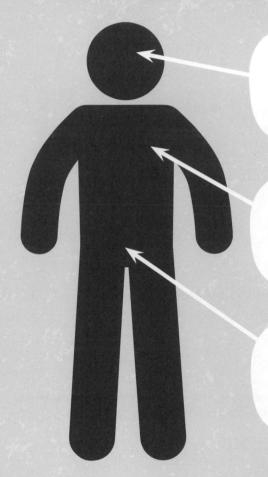

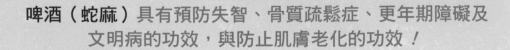

α酸異構物（異葎草酮）

與減緩腦內發炎以及抑制腦內老舊廢物沉澱相關，預期擁有改善認知機能的功效，達到預防失智的功效。

多酚

多酚具有非常強的抗氧化作用，與預防如動脈硬化、高血壓、糖尿病以及癌症等各種文明病有關。

植物性雌激素

有助於預防骨質疏鬆症以及更年期障礙。植物性雌激素的作用與女性荷爾蒙類似，具有防止肌膚老化的功效。

啤酒（蛇麻）具有預防失智、骨質疏鬆症、更年期障礙及文明病的功效，與防止肌膚老化的功效！

用IBU來判斷可以獲得健康功效的蛇麻含量

IBU指的是國際苦度單位，是一種表現啤酒苦味的單位。一般來說，啤酒中原料之一的蛇麻愈多就會愈苦，IBU也就愈高。

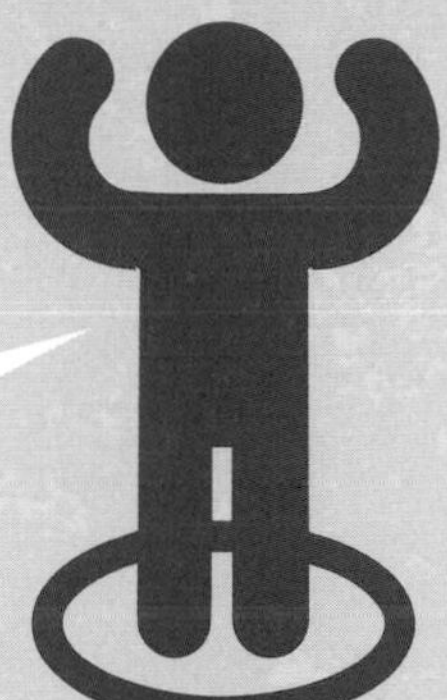

IBU高=蛇麻含量高！

可預期IBU高的啤酒會比IBU低的啤酒還要來得健康，但是因為酒精度數也會比較高，所以要注意飲用方式。

啤酒的分類

下面發酵（底層發酵）

使用下面發酵酵母（拉格酵母），在10℃左右或是低溫環境中發酵的釀造法。

「下面發酵啤酒的例子」

- 皮爾森啤酒
- 勃克啤酒
- 多特蒙德啤酒

自然發酵

使用被稱為野生酵母、非經過培養管理的酵母來自然發酵的釀造法。

「自然發酵啤酒的例子」

- 蘭比克啤酒
- 格瓦斯啤酒
- 岩手藏啤酒

上面發酵（頂層發酵）

使用上面發酵酵母（艾爾酵母），在20℃左右或常溫中發酵的的釀造法。

「上面發酵啤酒的例子」

- 司陶特啤酒
- 小麥啤酒
- 淡愛爾啤酒
- 印度淡色愛爾啤酒（IPA）

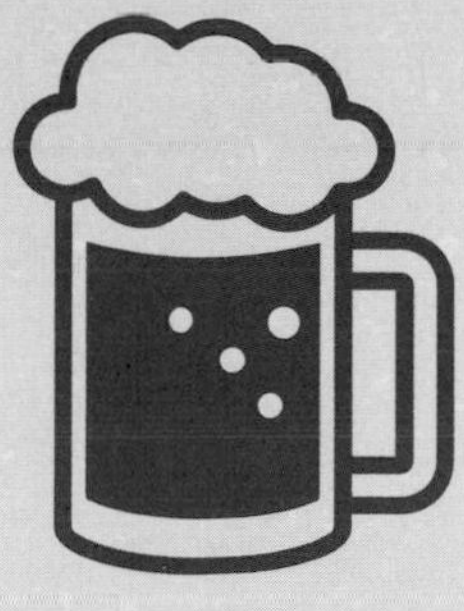

印度淡色愛爾啤酒（IPA）IBU高又受歡迎！

喝IPA來預防各式各樣的症狀吧！

第１章

有利於健康與肝臟的酒類挑選方式

日本酒的挑選訣竅

日本酒的氨基酸含量是酒類的前段班

日本酒分成由水、米以及米麴所製成的純米酒，以及加入釀造用酒精的本釀造酒。這兩種酒的特徵，是根據不同的精米步合（精米之後米的剩餘比例，參見下頁）、原料差異以及發酵溫度等因素，會在香味及味道上產生相當大的變化。日本酒有各式各樣的樣貌，如純米大吟釀酒及大吟釀酒等，每個人一定能在這些酒中找到適合自己的口味，而這也可以說是日本酒的魅力所在。

此外，日本酒中含有１２０種以上的營養成分，其中最重要的就是「氨基酸」。約有**20種氨基酸可以組成人類生存必要的蛋白質**。這種物質具有充滿魅力的能力，像是恢復疲勞、強化肌肉以及肝臟機能、活化大腦以及美肌等等功效，而日本酒中含有大量氨基酸。順帶一提，在各式各樣的日本酒中，氨基酸含有量最多的是「純米酒」。

日本酒厲害的地方不只如此。有實驗研究，把１００毫升的日本酒減壓濃縮成２．５毫升的液體，在這液體中加入膀胱癌、前列腺癌以及子宮癌的細胞，培養24小時後，將樣品**稀釋成64倍，發現約90％的癌細胞都已經死亡，另外在稀釋成１２８倍的樣品中發現50％的癌細胞都已經死亡**。由此得知，日本酒除了有豐富的健康功效，還具有抑制癌細胞增殖的功效。

一般日本酒的原料及成分

純米酒的原料

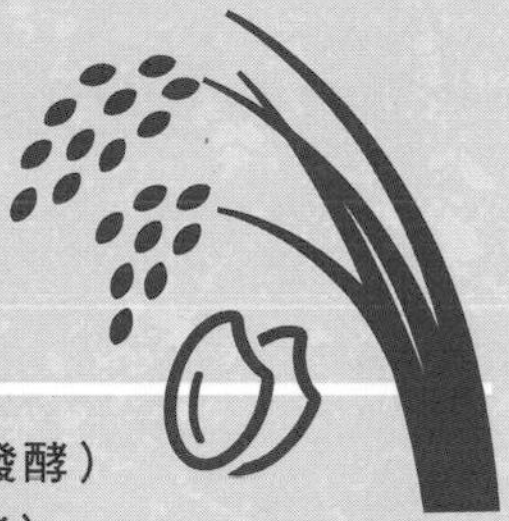

水、米、米麴

純米酒的主要種類

- **純米大吟釀酒**（精米步合50%以下的米、米麴、水+低溫發酵）
- **純米吟釀酒**（精米步合60%以下的米、米麴、水+低溫發酵）
- **特別純米酒**（精米步合60%以下的米、米麴及水）
- **純米酒**（無精米步合的規定）

本釀造酒的原料

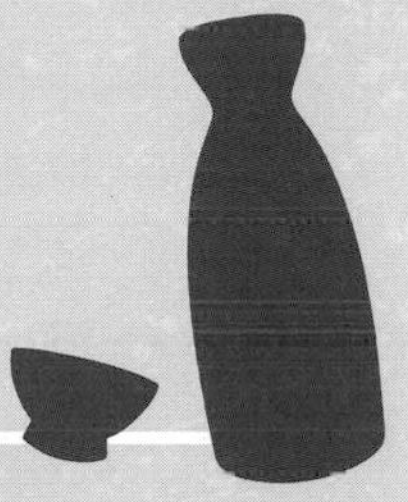

水、米、米麴、釀造用酒精

本釀造酒的主要種類

- **大吟釀酒**（精米步合50%以下的米、米麴、水及釀造用酒精）
- **吟釀酒**（精米步合60%以下的米、米麴、水及釀造用酒精+低溫發酵）
- **特別本釀造酒**（精米步合60%以下的米、米麴、水及釀造用酒精）
- **本釀造酒**（精米步合70%以下的米、米麴、水及釀造用酒精）

※精米步合：精米後剩餘的白米比例（按：精米是將糙米磨掉米外層的加工方式，目的是只留以澱粉為主的米心，精米步合為剩餘的重量比例，如60%精米步合為精米後剩60%重量）。

■一般日本酒的成分表

成分（單位：kcal或g/100 g）	普通酒	純米酒	本釀造酒	吟釀酒	純米吟釀酒
熱量（kcal）	109	103	107	104	103
蛋白質	0.4	0.4	0.4	0.3	0.4
由氨基酸組成的蛋白質	0.3	-	-	-	-
脂質	Tr	Tr	0	0	0
碳水化合物（醣+膳食纖維）	4.9	3.6	4.5	3.6	4.1
酒精	12.3	12.3	12.3	12.5	12

※「Tr」指的是含有該物質，但未達最低記載量。
※「-」代表尚未測量

出處：日本食品標準成分表2015年（第七版）

日本酒含有的氨基酸主要作用

天門冬胺酸

緩解疲勞

丙胺酸

為運動時的能量來源，強化免疫機能

精胺酸

會對免疫機能以及生理機能產生作用，促進成長荷爾蒙的分泌

甘胺酸

生成色素成分，改善睡眠

麩醯胺酸

促進大腦活化

半胱胺酸

抑制皮膚上如雀斑及皺紋等問題

蘇胺酸

強化肝機能，美肌功效

酪胺酸

提高抗壓力

苯丙胺酸

強化記憶力，有安穩心靈的功效

離胺酸

緩解疲勞以及強化身體吸收鈣質的能力

白胺酸

強化肌肉以及肝機能

日本酒中所含有的氨基酸量是酒類中的前段班！
在體內大大發揮，帶來各式各樣的健康功效！

※出處：愛知產業科學技術綜合中心食品工業技術中心

日本酒也能預防癌症！

證明日本酒能用來預防癌症的實驗

①準備超濃縮的日本酒

將100ml的日本酒減壓濃縮成2.5ml。

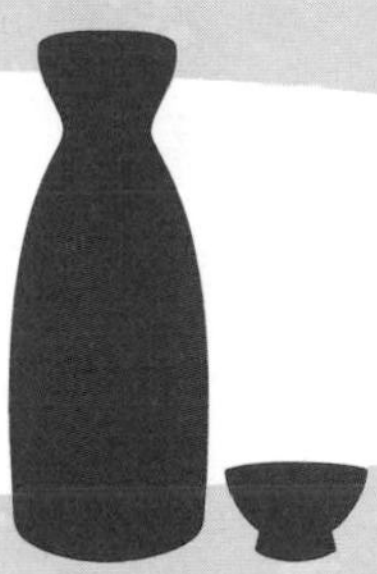

②在三種癌細胞上加入減壓濃縮後的液體

在減壓濃縮後的日本酒中加入三種癌細胞，並培養24小時。

膀胱癌細胞　前列腺癌細胞　子宮癌細胞

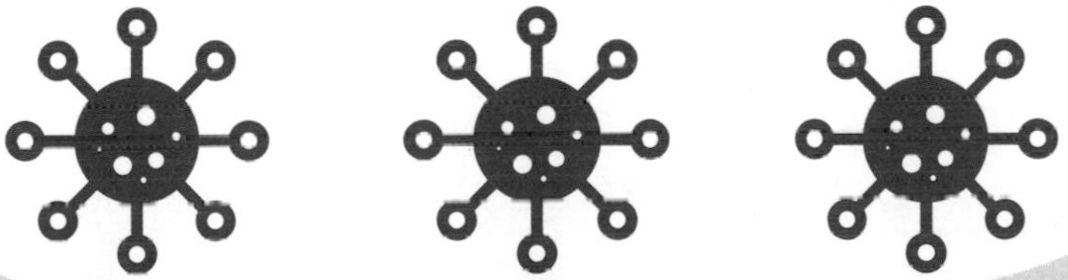

③確認癌細胞死亡！

在稀釋64倍的樣品中發現90%的癌細胞都已經死亡消滅，在稀釋128倍的樣品中發現50%的癌細胞萎縮或是死亡。

經實驗證明日本酒具有抑制癌細胞的力量！

第1章

有利於健康與肝臟的酒類挑選方式

燒酎的挑選訣竅

要喝就選擇零醣且暢通血流的乙類！

燒酎主要分為兩種，分別是甲類燒酎以及乙類燒酎。甲類燒酎的原料為五穀雜糧等穀類，使用「連續式蒸餾法」在同一個蒸餾機蒸餾數次來大量生產，會用於沙瓦等酒中，是種無氣味的液體。也有「甲乙混合燒酎」，是甲類和乙類調和在一起的燒酎。

和甲類相比，乙類燒酎的原料為米、大麥以及芋類（按：芋（いも）在日文中指的是塊根與塊莖），在蒸餾機中使用「單式蒸餾法」僅蒸餾一次所製造出來。乙類燒酎的特徵是因只蒸餾一次，所以沒辦法像連續式蒸餾法那樣大量生產。另外，喝這種燒酎可以享受原料的濃厚風味，因此也稱為「本格燒酎」。

喝乙類燒酎時，血管內會分泌「t－PA」（組織血漿素原活化劑）以及「尿激酶」等酵素，進而製造名為「胞漿素」的活性型蛋白質分解酵素。這種蛋白質分解酵素具有分解、融化血管中血栓的功用，因此會暢通血液流動。還有，乙類燒酎會增加體內好膽固醇，且有去除附著在血管中脂肪的功效。喝甲類燒酎以及甲乙類混合燒酎幾乎不會獲得這些健康功效。另外，現在也發現即使不喝芋燒酎以及泡盛，光是聞燒酎的香味也能促進t－PA以及尿激酶的分泌。

一般燒酎的原料與成分

燒酎(甲類)的原料

雜糧等穀物、米麴、水

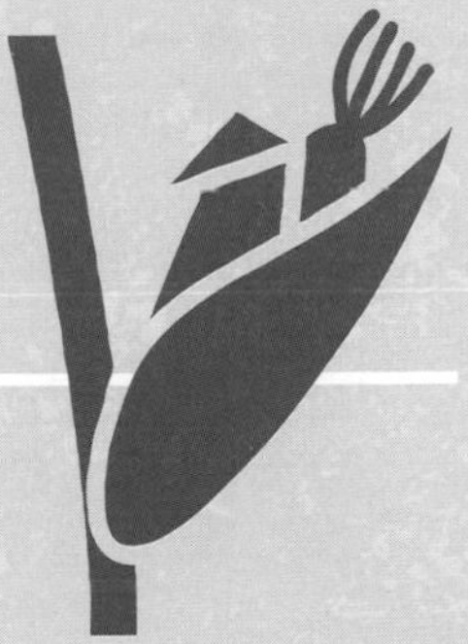

甲類的特徵

是使用「連續式蒸餾法」、在一個蒸餾機中重複蒸餾數次、大量生產的燒酎。也有與乙類調和而成的「甲乙混合燒酎」。

燒酎(乙類)的原料

米・大麥・芋類等，米麴、水

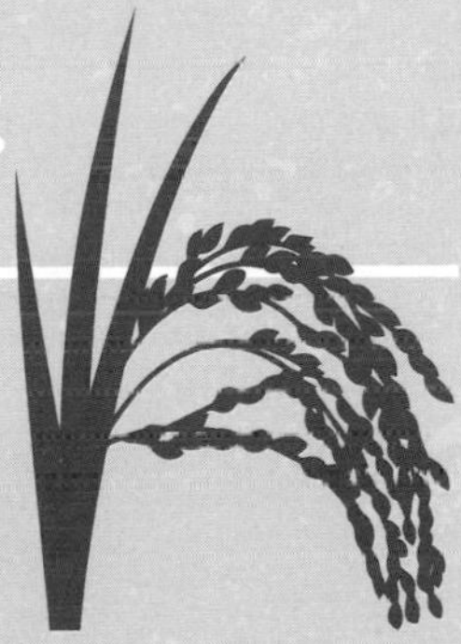

乙類的特徵

是使用「單式蒸餾法」，只在蒸餾機中蒸餾一次所製造出來的燒酎。由於只蒸餾一次，所以沒辦法像連續式蒸餾法那樣大量生產。另外，喝這種燒酎時可以享受到原料濃厚的風味，因此也稱為「本格燒酎」。

■一般燒酎的成分表

成分（單位：kcal或是g/100g）	連續式蒸餾燒酎（甲類）	單式蒸餾燒酎（乙類）
熱量(kcal)	206	146
蛋白質	0	0
由氨基酸組成的蛋白質	–	–
脂質	0	0
碳水化合物(醣+膳食纖維)	0	0
酒精	29	20.5

※「Tr」指的是含有該物質，但未達最低記載量。
※「-」代表尚未測量

出處：日本食品標準成分表2015年（第七版）

具有健康功效的是本格燒酎（乙類）！

喝本格燒酎（乙類）

血管內會分泌「t-PA」（組織血漿素原活化劑）以及「尿激酶」等酵素

製造出稱為「胞漿素」的活性型蛋白質分解酵素

蛋白質分解酵素把血栓分解成肥大化的纖維蛋白，藉此溶化血栓

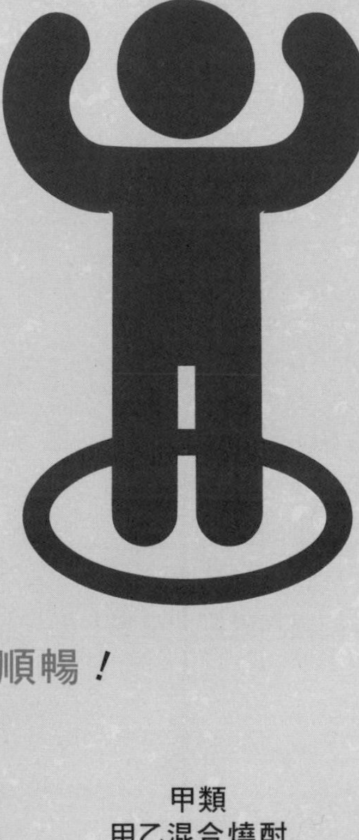

血液流動變好，清澈順暢！

還有增加好膽固醇的功效！

乙類燒酎除了能讓血液流動順暢，還能增加好膽固醇，去除附著在血管上的脂肪！另外，飲用甲類及甲乙類混合燒酎幾乎不會溶解血栓，也不能去除附著在血管上的脂肪。

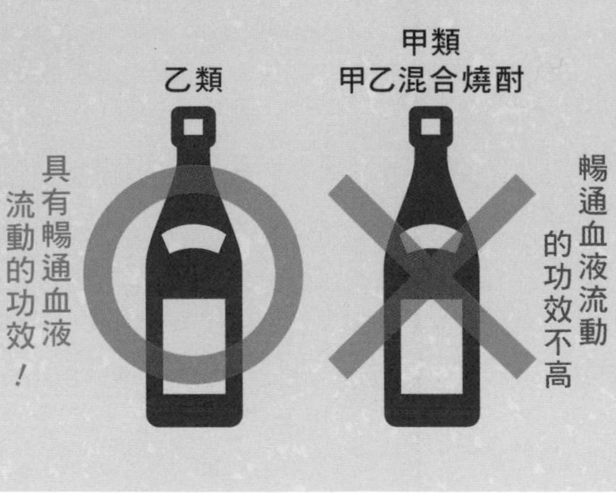
乙類
甲類
甲乙混合燒酎
具有暢通血液流動的功效！
暢通血液流動的功效不高

喝各種本格燒酎來變健康吧！

麥燒酎
主要原料 麥

米燒酎
主要原料 米

蕎麥燒酎
主要原料 蕎麥

黑糖燒酎
主要原料 甘蔗製黑糖

泡盛
主要原料 秈稻、黑麴

芋燒酎
主要原料 蕃薯

如果是芋燒酎和泡盛，即便只是嗅酒香也能夠促進t-PA及尿激酶的分泌，有暢通血液流動的健康功效！

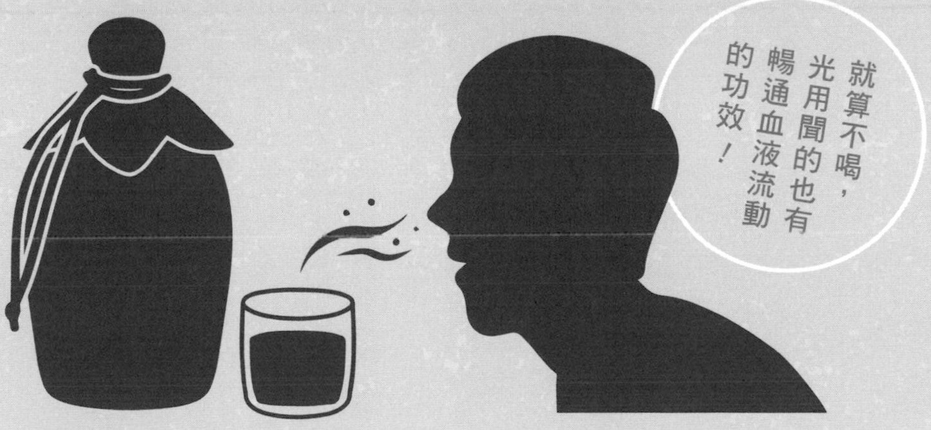

葡萄酒的挑選訣竅

喝含有豐富多酚的紅酒來變得更健康！

葡萄酒分成紅酒及白酒，**健康功效比較高的是富含大量「多酚」的紅酒**。為什麼紅酒的多酚含有量比白酒多？那是因為在紅酒製造過程中，不會去除富含多酚的黑葡萄種籽及皮，而是把這些部位和果實一起壓榨。

紅酒所含有的多酚具有非常強的「抗氧化作用」。**所謂的抗氧化作用，指的是去除「活性氧」的能力，「活性氧」會氧化體內細胞，與因細胞膜氧化導致的動脈硬化以及老化等有關。另外，也可預期因有「花青素」而改善視力退化及眼睛疲勞的功效。**

有說法是陳年葡萄酒比年輕的酒要有更好的健康功效。多酚等成分具有一種特徵，經時間熟成後，會互相結合並提升其能力。如果讓白酒熟成，可以獲得比熟成時間短的紅酒還要更好的健康功效。如果是要找好喝又能獲得健康功效的酒，推薦熟成約十年的紅酒。

另外，葡萄酒標籤上記載的年分（Vintage）指的是葡萄收成的年分，並不是封瓶時的年分，有時候還會因為葡萄酒品牌不同，連年分都沒有寫上。購買的時候再跟店員確認吧。

一般葡萄酒的原料及成分

紅酒的原料

黑葡萄

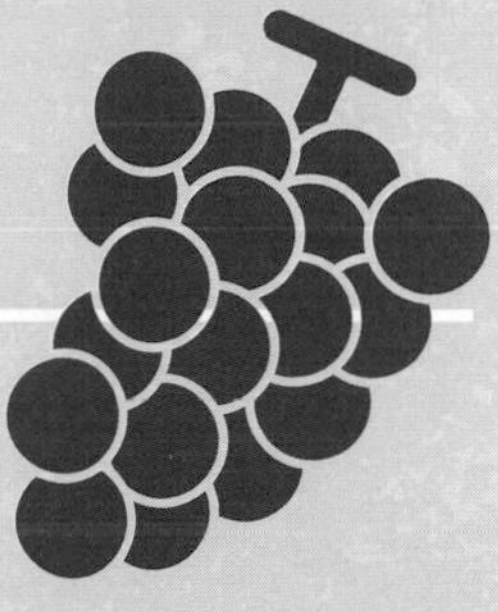

紅酒的特徵

把黑葡萄搗爛之後，讓果肉與種籽、果皮一同發酵，再用壓榨機榨出葡萄酒的液體。葡萄酒的紅色是源自黑葡萄果皮經壓榨後所帶來的顏色。另外，種子以及果皮中含有單寧，這些成分具有澀味。

白酒的原料

白葡萄

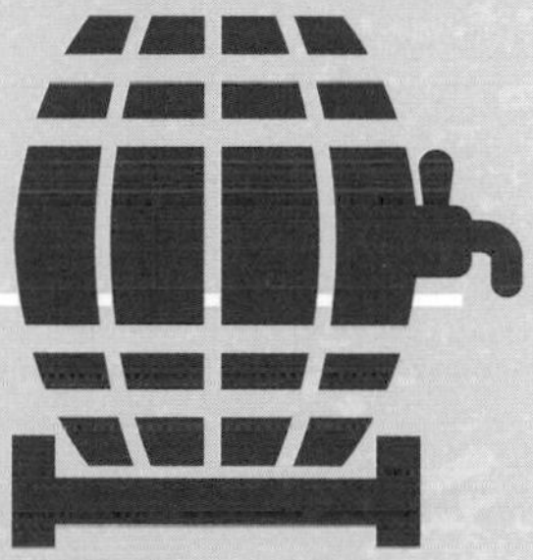

白酒的特徵

去除種籽及果皮，只使用果肉進行發酵，等發酵後，再用壓榨機榨出葡萄酒的液體。因為僅只用果肉，因此白酒無色，也沒有澀味。另外，黑葡萄去皮去籽後也能做成白酒。

■一般葡萄酒的成分表

成分（單位：kcal或是g/100g）	紅酒	白酒
熱量（kcal）	73	73
蛋白質	0.2	0.1
由氨基酸組成的蛋白質	-	-
脂質	Tr	Tr
碳水化合物（醣+膳食纖維）	1.5	2
酒精	9.3	9.1

※「Tr」指的是含有該物質，但未達最低記載量。
※「-」代表尚未測量

出處：日本食品標準成分表2015年（第七版）

推薦富含多酚的紅酒

多酚的種類

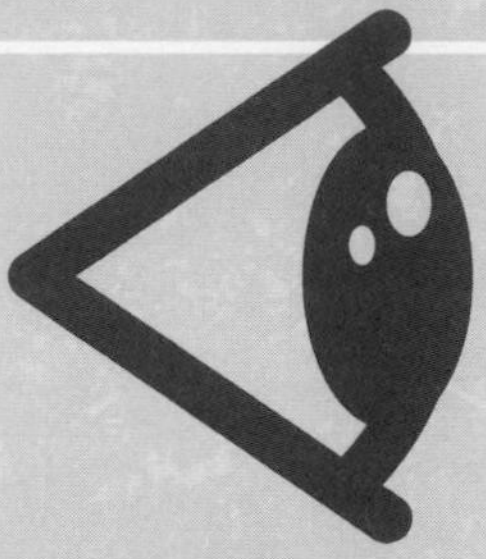

花青素

有恢復視力及改善、提升肝功能的功效

兒茶素

具有去除活性氧（氧化體內細胞使其老化或引發疾病的酵素）的抗氧化作用。

單寧

殺菌功效以及抗氧化作用

原花青素

保護心臟的作用、抑制動脈硬化、抗癌作用

槲皮素

有抗氧化作用，與預防動脈硬化及糖尿病有關聯

白藜蘆醇

除了抗氧化作用，還可以預防癌症、血管疾病以及大腦障礙。還會對長壽基因產生作用，具有保護細胞的功效。

紅酒所含的多酚具有改善視力、預防老化、癌症、大腦障礙、動脈硬化以及糖尿病等多重健康功效！

熟成後的紅酒最強！

有效成分會經過長時間後結合

當葡萄酒熟成後，如多酚及氨基酸等有效成分便會開始結合，進化成更具有健康功效的成分！即使是多酚含量比紅酒少的白酒，熟成之後也能獲得比尚未熟成的紅酒更高的健康功效。還有，如果熟成原本就含有大量多酚的紅酒，可預期能夠獲得高於熟成白酒的健康功效。

標準約10年左右

最適合喝來獲得葡萄酒健康功效的熟成時間約十年。順帶一提，要注意的葡萄酒瓶的標籤上所寫西曆年分是收成葡萄的年分（Vintage），並不是開始熟成的年份。

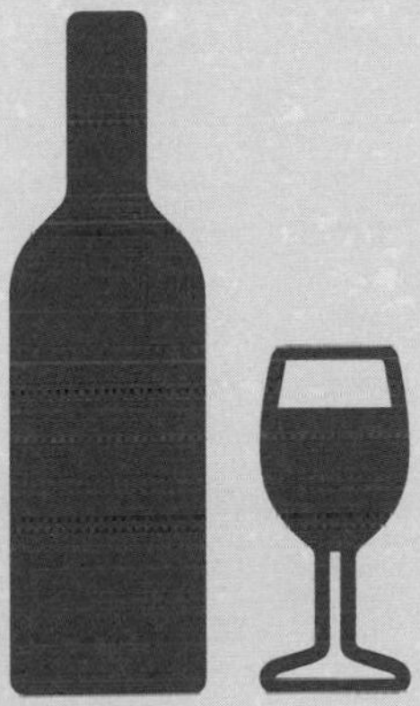

健康功效 低

剛裝瓶白酒

剛裝瓶紅酒

熟成白酒

熟成紅酒

健康功效 高

蒸餾酒的挑選訣竅

蒸餾酒最適合減肥！

蒸餾酒是把釀造酒拿來蒸餾、更進一步提高酒精度數的酒類，除了燒酎及威士忌，白蘭地、伏特加、琴酒以及蘭姆酒等也都屬於這類酒。**雖然這些酒類是使用玉米、馬鈴薯、蘋果以及甘蔗等原料來製成，實際成品卻完全不含有會轉換成中性脂肪的醣以及引發痛風的嘌呤（普林，Purine）**。

之所以能夠無醣無嘌呤，是因為蒸餾過程會去除醣等雜質的緣故。蒸餾酒能夠抑制促發脂肪肝的醣攝取量，又能享受酒精的樂趣，可說是夢幻般的酒品。

說是這樣說，蒸餾酒也有相當多種類，應該也有人是「沒有什麼特別的堅持，所以不知道要喝什麼比較好……」吧。對於這些人呢，**想推薦的是威士忌兌氣泡水的「威士忌蘇打」（Highball）。除了使用完全不含糖的氣泡**水，還可以藉由喝下氣泡水中的碳酸來獲得飽足感。喝這個就能夠防止吃下過多下酒菜及料理，避開會導致過度攝取醣的因素。把平常喝的酒改成喝威士忌蘇打，就可以大範圍降低攝取醣的管理難度，推薦給「正在減肥，可是好想喝酒！」的人。

其他蒸餾酒的原料及成分

其他蒸餾酒的主要原料

威士忌 小麥、大麥麥芽、裸麥、玉米等等

白蘭地 蘋果、洋梨、白葡萄等等

伏特加 裸麥、大麥、玉米、馬鈴薯等等

琴酒 裸麥、大麥、馬鈴薯

蘭姆酒 甘蔗

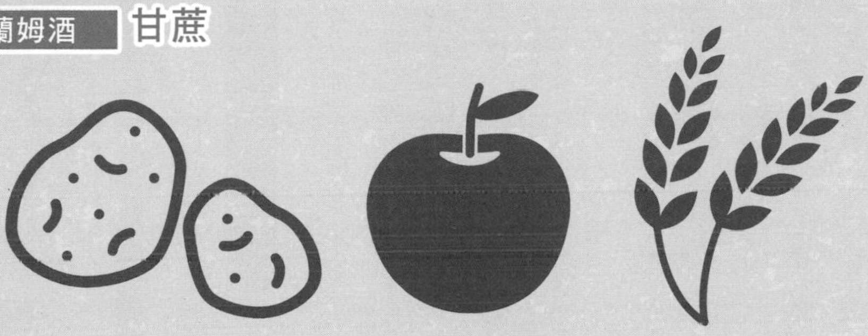

蒸餾酒的特徵

完全不含會形成中性脂肪的醣及引發痛風的嘌呤（普林），因此最適合減肥。但是酒精度數非常高。

■其他蒸餾酒的成分表

成分（單位：kcal或是g/100g）	威士忌	白蘭地	伏特加	琴酒	蘭姆酒
熱量（kcal）	237	237	240	284	240
蛋白質	0	0	0	0	0
由氨基酸組成的蛋白質	-	-	-	-	-
脂質	0	0	0	Tr	Tr
碳水化合物（醣+膳食纖維）	0	0	Tr	0.1	0.1
酒精	33.4	33.4	33.8	40	33.8

※「Tr」指的是含有該物質，但未達最低記載量。
※「-」代表尚未測量

出處：日本食品標準成分表2015年（第七版）

糟糕的罐裝燒酎調酒（Chu-hai）的分辨方式

不可以被低糖所迷惑！

罐裝燒酎調酒（Chu-hai，名稱來源詳見P.68）是以「烈酒」（Spirits）、「利口酒」或「燒酎（甲類）」為基底的酒類。雖然這些酒都是蒸餾酒，所以含醣量少，但因為有少部分的原料是使用標記不明的穀類，因此不能說是有益身體的酒。而且這些蒸餾酒都和藥用酒精使用同樣作法，都是使用連續式蒸餾法所製成。和燒酎（乙類）細緻的單式蒸餾法相比，這種做法是種便宜又可大量生產的製造方式。特徵是酒精濃度高且會變得無臭無味，因為沒什麼獨特的味道，所以一不注意就會不小心喝過頭。還有，罐裝燒酎調酒還含有大量食品添加物，如保存添加物、食用色素、防腐劑、香料及人工甜味劑等，這些物質也具有造成器官傷害的風險。因此，罐裝燒酎調酒其實是一種相當糟糕的酒類。

購買罐裝燒酎調酒時，選擇清楚標示使用像是威士忌等原料、不含果汁、含醣量少、成分表內容簡單明瞭且添加物量少的吧。在意食品添加物等物質的人，最好還是自行調製零醣且添加物量少的威士忌蘇打（威士忌＋氣泡水）吧。另外，在燒酎當中，乙類燒酎能讓血液流動順暢，並且能提高除去血管附著脂肪的作用，想小酌幾杯的話，還是選乙類燒酎較為理想。

罐裝燒酎調酒很糟糕的理由

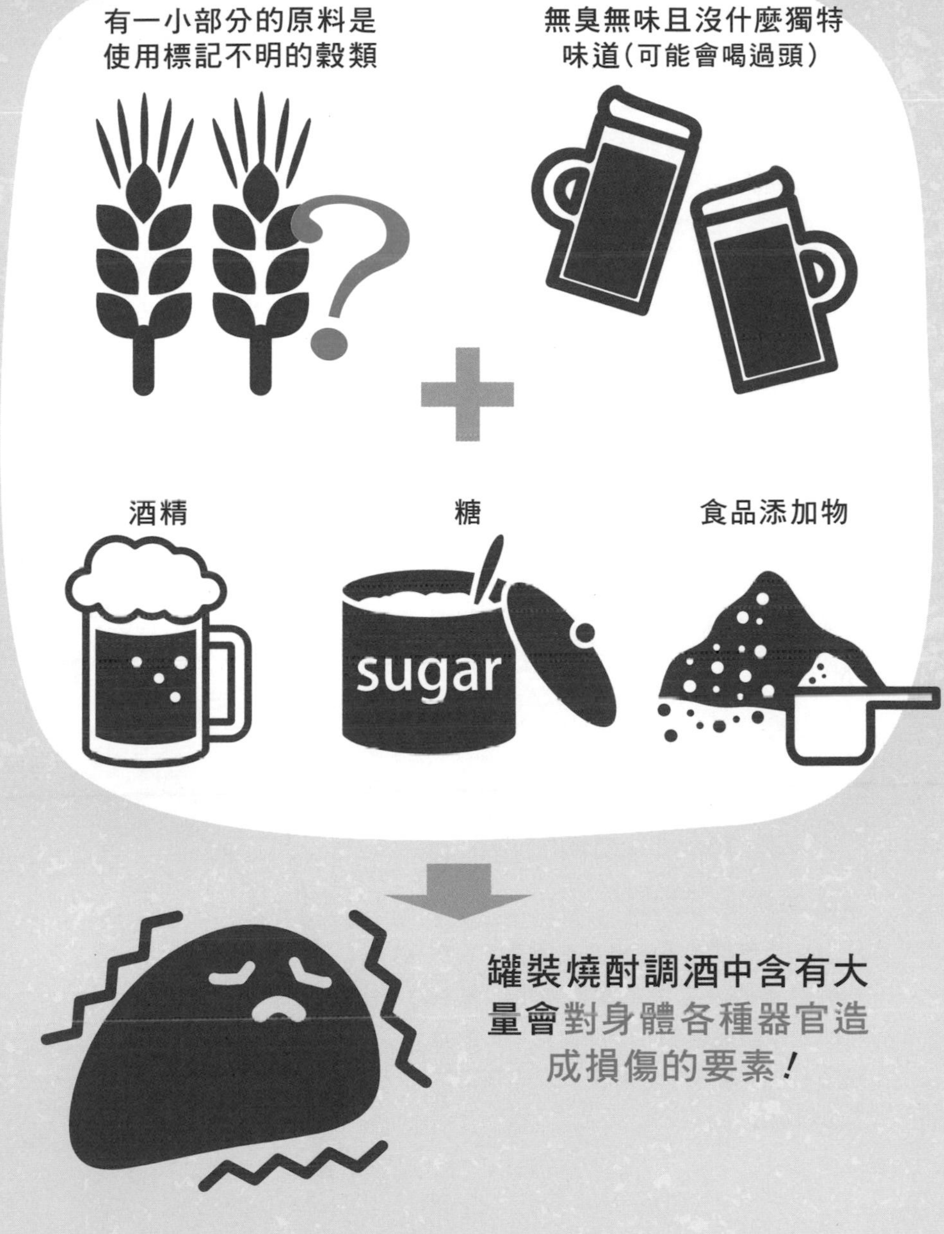
有一小部分的原料是
使用標記不明的穀類
無臭無味且沒什麼獨特
味道(可能會喝過頭)
酒精
糖
sugar
食品添加物
罐裝燒酎調酒中含有大
量會對身體各種器官造
成損傷的要素!

罐裝燒酎調酒的基底酒種類

基底酒類① 烈酒

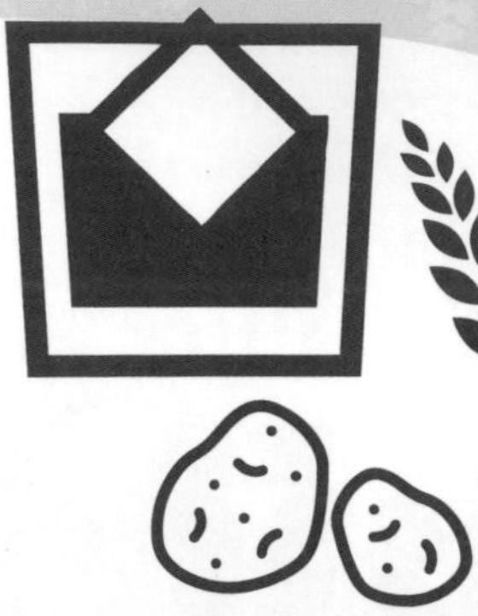

指的是伏特加及龍舌蘭等整體蒸餾酒的代稱，伏特加、龍舌蘭、琴酒及蘭姆酒號稱是「世界四大烈酒」。烈酒系的罐裝燒酎調酒大部分都是以伏特加為原料。

基底酒類② 利口酒

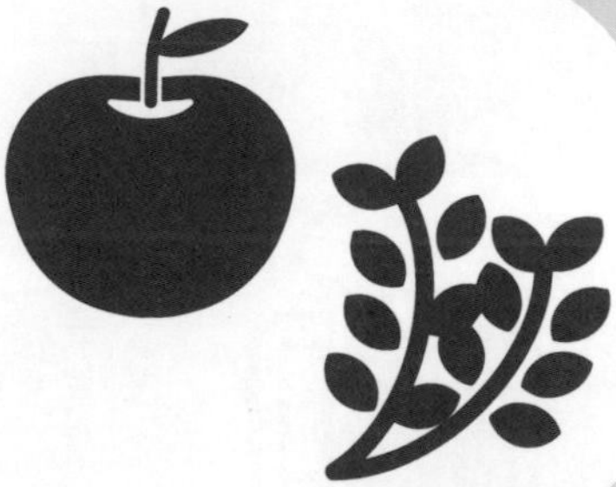

指的是透過加入果實、種子、藥草（香草）或牛奶等來增添風味的蒸餾酒。在罐裝燒酎調酒大多是靠添加果實等來增加風味，含有3倍以上的果汁。

基底酒類③ 燒酎

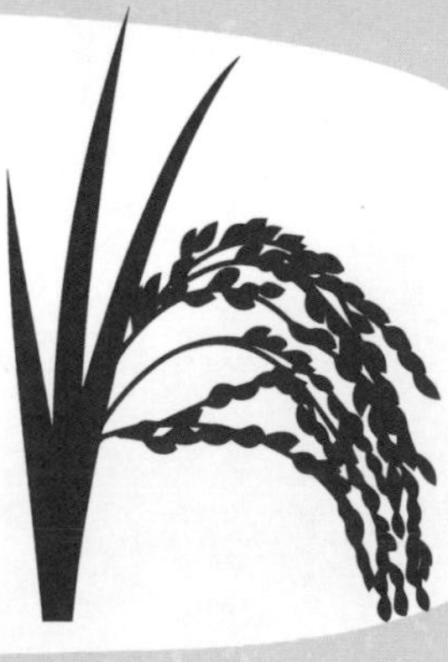

燒酎又分成使用「連續式蒸餾法」在同一個蒸餾機中反覆蒸餾數次來大量生產的「甲類燒酎」，以及使用「單式蒸餾法」在蒸餾機中只蒸餾一次來製造的「乙類燒酎」。

分辨糟糕罐裝燒酎調酒的方法

購買罐裝燒酎調酒時……

①清楚標示使用像是威士忌等原料的品項

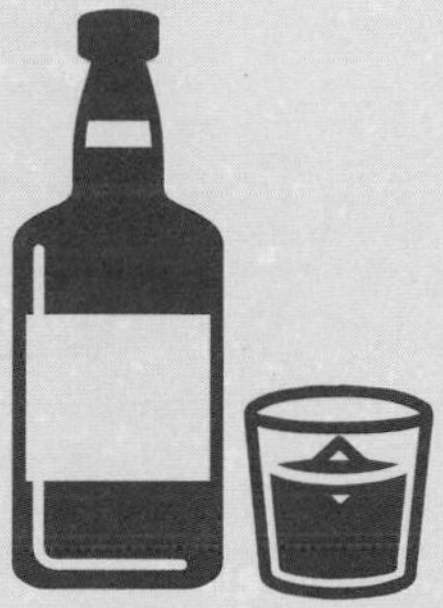

②不含果汁，少糖的品項

③成分表簡單明瞭，添加物少的品項

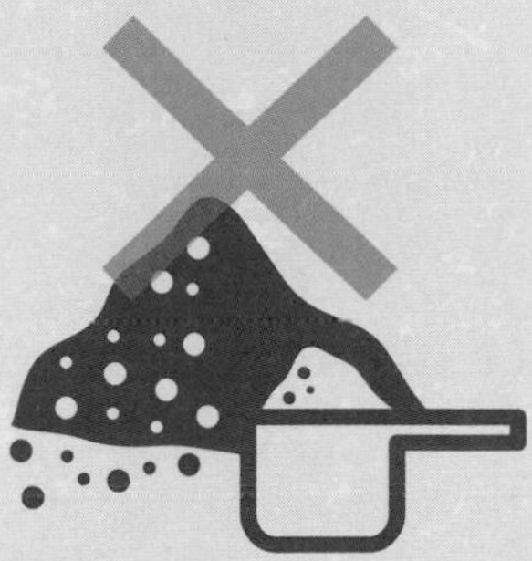

注意這三個條件來挑選吧！

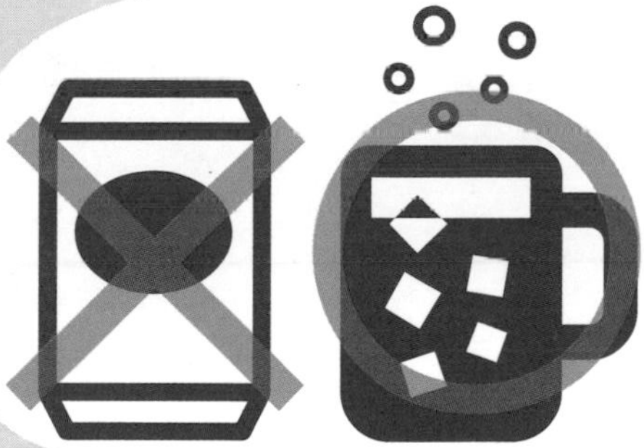

在意健康的話……

會在意食品添加物及人工甜味劑的人，推薦自行製作威士忌蘇打（威士忌+氣泡水）來喝。

在以下頁數中將進一步解說燒酎調酒更深一層的祕密！

- 關於『「零醣」和「零醣類」的差異。』在P.60
- 關於『超受歡迎的烈系燒酎調酒（9%）是很可怕的飲品』在P.62
- 關於『居酒屋的生〇〇沙瓦陷阱』在P.64
- 關於『挑選燒酎調酒的酒精濃度基準』在P.66

第1章

有利於健康與肝臟的酒類挑選方式

「零醣」和「零醣類」的差異

應該要優先選擇零醣！

醣是人類生存不可或缺的能量來源，但攝取過多時，會導致肝功能障礙，有時會引發脂肪肝。最近，因為大家開始注意到醣，所以開始常常看到「零醣」及「零醣類」的口號。對在意健康的人來說，這些都是非常有魅力的口號，但你們知道零醣及零醣類，哪一個比較有效嗎？

醣分成包含果糖和葡萄糖的「單醣」、包含蔗糖和麥芽糖的「雙醣」及包含澱粉等的「多醣」。醣類指的是剛剛提到的單醣及雙醣，醣則是單醣、雙醣及多醣的總稱。和醣類相比，醣之所以比較容易引起發胖，是因為醣所指稱的類別比較多的關係。

還有，常見的「零醣類」指的是100ml中，單醣及雙醣含有量為0．5克以下，「零醣」指的則是100ml中，醣、雙醣及多醣的含有量為0．5克以下。

也就是說，和零醣類相比，零醣更能夠抑制醣的攝取量。酒類中也有如剛剛提到的、標榜零含量的商品，在意健康的人可以試著從找商標上寫著零醣的酒類開始挑選。

關於醣與醣類的分類

醣類

醣類包含
單醣及雙醣

單醣（果糖、葡萄糖等）

含有大量單醣的主要食物：水果、蜂蜜

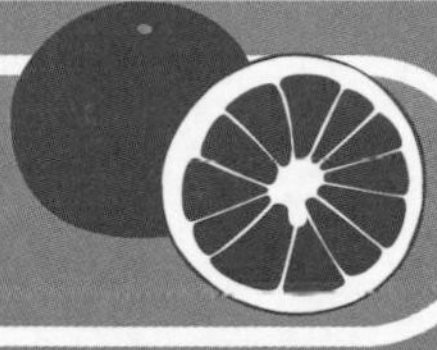

雙醣（蔗糖及麥芽糖等）

含有大量雙醣的主要食物：牛奶、砂糖、麥芽、水飴

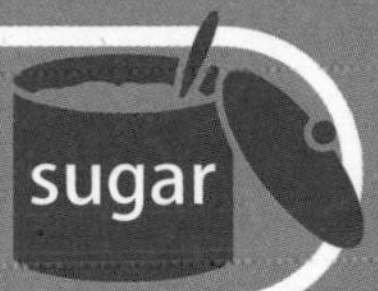

多醣（澱粉等）

含有大量多醣的主要食物：米、麵包、拉麵、番薯

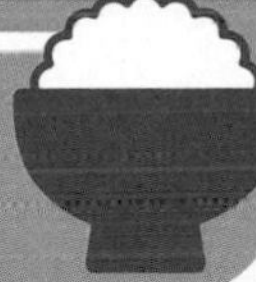

醣

醣包含單醣、雙醣及多醣

零醣類　100ml中，單醣及雙醣含量為0.5克以下

零醣　100ml中，單醣、雙醣及多醣含量為0.5克以下

和醣類相比，醣正是代表全部會使人變胖的成分代名詞。在意健康的話，比起「零醣類」，要優先選擇「零醣」！

超受歡迎的烈系燒酎調酒（9%）是很可怕的飲品

對身體的負擔也很強烈！

烈系（Strong系）燒酎調酒在超商等地方都有販售，賣點為能確實讓人喝醉的高酒精濃度，及果汁般的清涼感和甜味，是種相當順口的酒類。一般來說，酒精濃度只要超過7%，就會被稱為烈系。這種身邊到處都有的烈系酒類，其實是種很可怕的飲料。

可怕的理由有兩個。第一個是酒精濃度高。**酒精濃度9%的罐裝燒酎調酒（500ml）中，純酒精含量為36克，等同於3．5杯酒精濃度43%的威士忌加冰（30ml）**。當酒精濃度高到12%時，純酒精量會達到48克，等同於4杯威士忌加冰，光喝一罐就會對肝臟造成不小的負擔。

第二個理由是罐裝燒酎調酒中所含有的單醣。罐裝燒酎調酒以水果香氣為賣點，添加屬於單醣的果汁及玉米糖漿等人工甜味劑。**單醣吸收到體內之後，分解、吸收的速度相當快，會導致血糖快速地上升，成為脂肪累積在體內的原因。**

雖然烈系燒酌調酒可以輕鬆喝醉又容易入口，但其中含有會對肝臟造成極大傷害的高酒精濃度，以及大量與脂肪肝有關的單醣。

烈系罐裝燒酎調酒很可怕的理由

這很可怕① 高酒精濃度！

喝下500ml的9%烈系罐裝燒酎調酒時，會攝取到35克純酒精，喝下500ml的12%烈系罐裝燒酎調酒時，就會攝取到48克純酒精。等同喝下3.5杯到4杯酒精濃度43%的威士忌加冰（30ml）。

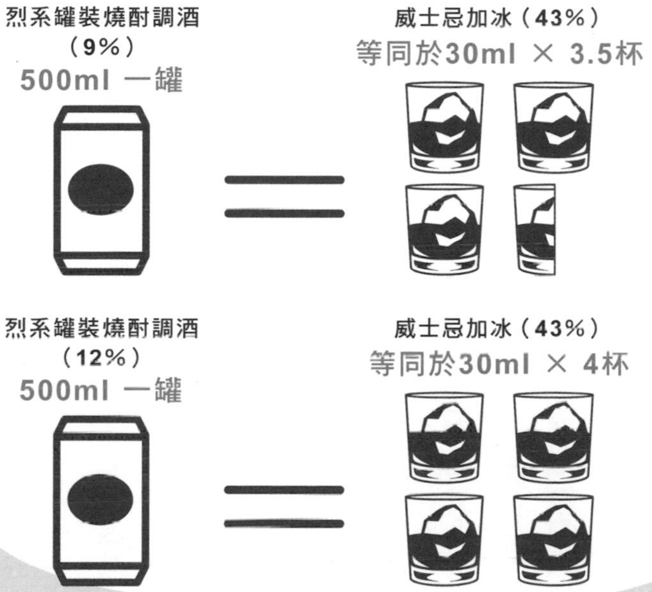

這很可怕② 果糖是造成肥胖的原因之一！

這些品項內添加了檸檬汁等各式各樣的果汁（果糖）+人工甜味劑的玉米糖漿。單醣在體內分解、吸收速度相當快，與血糖的急速上升有關，容易導致脂肪的累積。也就是說，酒內所含有的大量糖分會對肝臟造成相當大的負擔。

第1章

有利於健康與肝臟的酒類挑選方式

居酒屋的生〇〇沙瓦陷阱

生〇〇沙瓦一點都不健康

在各種堪稱居酒屋必點的酒類品項中，有一種叫做「生〇〇沙瓦」。常見的有「生檸檬沙瓦」或「生葡萄柚沙瓦」，是一種在甲類燒酎中加入氣泡水、糖漿，最後與現榨果汁混合在一起喝的品項。乍看之下沒有加入任何添加物，而且還使用了新鮮的果汁，也許會有人覺得這種沙瓦和其他的酒類品項相較之下更為健康，但其實是非常嚴重的錯誤認知。

用來稀釋甲類燒酎的氣泡水中具有碳酸，會讓血管擴張，讓血液流動變順暢，因此會讓酒精抵達大腦的速度加快。雖然少量就會醉，但反過來看，當喝過頭時，比起喝威士忌加冰、水割或湯割（按：お湯割り，威士忌加熱水），會對身體造成更大的傷害。

沙瓦中的醣也需注意。果汁以及糖漿讓沙瓦容易入口，但這些都是與導致肥胖有關的果糖。事實上，一杯普通的檸檬沙瓦中含有約20克醣，令人驚訝的是，光喝三杯就會攝取到等同於一碗白飯量的醣。一個不小心喝過頭，就和吃下大量白飯是一樣的。

就如同剛剛所提到的，順口的生〇〇沙瓦中含有碳酸及果糖的陷阱，和其他品項相比，喝這種酒會更容易發胖，要多加注意。

生〇〇沙瓦的危險性

碳酸的危險性

碳酸的特徵是具有擴張血管，讓血液流速順暢的作用，加速酒精抵達大腦的速度。雖然這種酒類具有少量就能喝醉的魅力，但當大量喝時，對身體造成的負擔會比喝威士忌加冰、水割及湯割還要大。

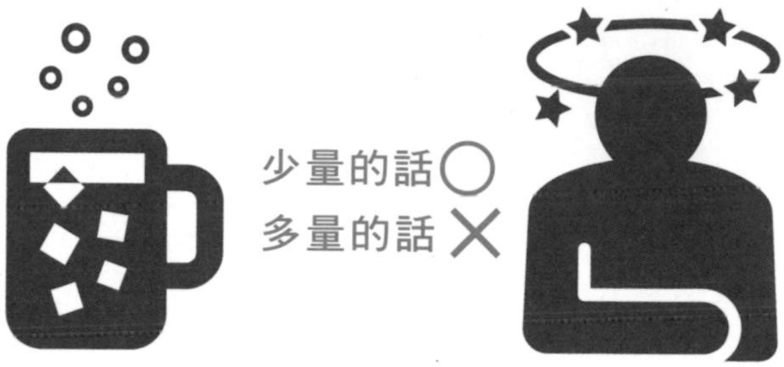

果汁與糖漿的危險性

一杯加入普通果汁以及糖漿的沙瓦中含有約20克的醣。喝三杯等同於攝取一碗白飯的醣。

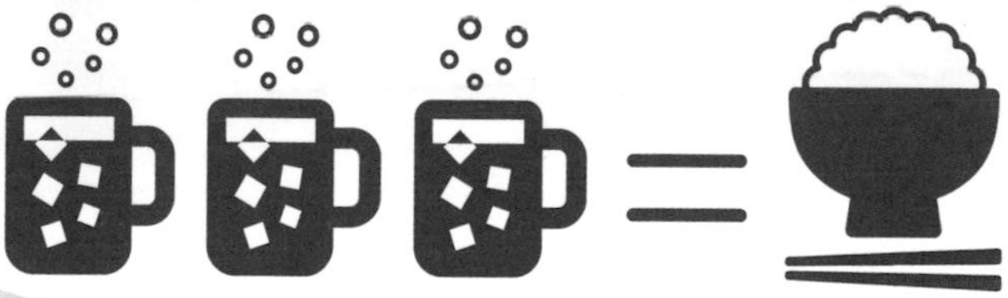

「生〇〇沙瓦」添加了提升酒精抵達大腦速度的「碳酸」及果汁、糖漿的「果糖」後，大量攝取會對大腦以及肝臟造成相當大的負擔，所以要多加注意！

第1章

有利於健康與肝臟的酒類挑選方式

挑選燒酎調酒的酒精濃度基準

選擇適合的酒精濃度來享受飲酒吧

燒酎調酒是一種在蒸餾酒中加氣泡水後再加果汁或無酒精飲料的酒類，特徵是種類多樣，也能選擇喜好的香氣以及味道。另外，人人都能輕鬆獲得的罐裝燒酎調酒也非常受歡迎，和以前相比，現在有非常多機會能夠喝到這類酒。特別是罐裝燒酎調酒的酒精濃度有1%到12%，可選擇的濃度幅度非常廣，因此要花不少功夫找出適合自己的品項。為了讓大家方便找到適合自己的品項，接下來會解說不同酒精濃度的特徵。

酒精濃度1%以上、不滿4%的燒酎調酒會推薦給不太會喝酒及想喝但不太想喝醉的人。因為酒精濃度低，喝起來就像是在喝普通的果汁一樣輕鬆，但裡面可能會含有較多的醣，因此還是要注意。

酒精濃度4%以上、未滿7%的燒酎調酒是一般酒精濃度，推薦給想用喝啤酒方式喝酒的人及想要一邊喝酒一邊享受料理的人。

酒精濃度7%以上、未滿12%的燒酎調酒就是俗稱的烈系，超過12%就是被稱為超烈系。是種適合給想要大喝特喝的人，或是想喝少量但又想確實喝醉的人，但酒精濃度愈高時，對肝臟造成的負擔也就愈大，因此還是要當心別喝過頭了。

以酒精濃度分類的燒酎調酒速查表

酒精濃度

1% 2% 3% 4%

不太會喝酒的人也能安心喝的濃度

不太會喝酒……
可是想喝！

用喝果汁的
感覺來享受
酒的味道！

5% 6% 7%

一般罐裝燒酎調酒的濃度

想喝酒精濃度跟啤酒
差不多的酒！

想要邊喝酒
邊享受料理！

8% 9% 10% 11%

俗稱「烈系」的酒精濃度

想要大喝特喝！

想喝少量，
又想喝醉！

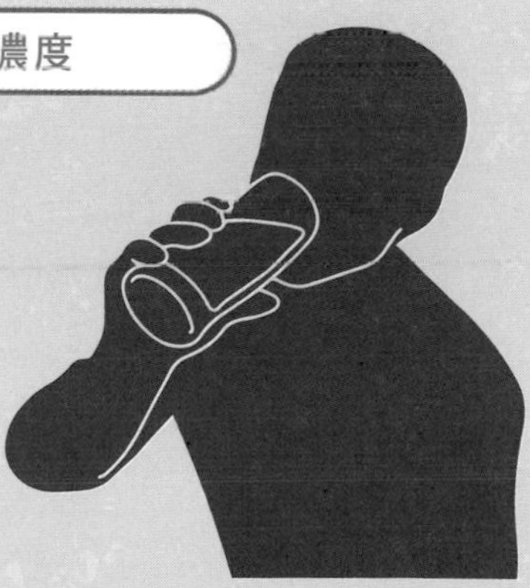

12%

罐裝燒酎調酒的極限「超烈系」的酒精濃度

烈系還不夠我喝！

燒酎調酒跟沙瓦有什麼差異？

「燒酎調酒」及「沙瓦」是居酒屋及罐裝酒精飲料中的基本酒款，兩者到底哪裡不一樣呢？

首先是「燒酎調酒」，這是將日文中的燒酎的「酎（日文發音為Chu）」與Highball的「High（日文發音為Hai）」兩者取出來組合的單字。原本是指燒酎加氣泡水的酒類品項，現在已經轉變成在燒酎或伏特加等烈酒中加入氣泡水再加果汁的品項了。

另一方面，「沙瓦」則是來自於英文中代表著「有酸味、酸」的「sour」。原本是以烈酒為基底，加入有如柑橘類等有酸味的果汁及砂糖等甜味後的雞尾酒，但在日本則是再加入氣泡水，並且把這酒類品項稱為「沙瓦」。

因此，原本「燒酎調酒」及「沙瓦」是完全不同的飲料，但現在不管哪一種都是指稱「在烈酒中加入氣泡水，再加入果汁等其他調味的酒品品項」，已經沒有明確的差異了。

燒酎調酒

○文字來源是「燒酎Highball」

○原本是指燒酎加氣泡水的酒類品項（燒酎的Highball）

○現在指的是在燒酎等烈酒中加入氣泡水後再加果汁的品項。

沙瓦

○文字來源是英文的「sour」

○原本是指在烈酒中加入柑橘類的果汁及甜味成分的一種雞尾酒

○現在指的是在烈酒中加入果汁後再加氣泡水的酒類品項。

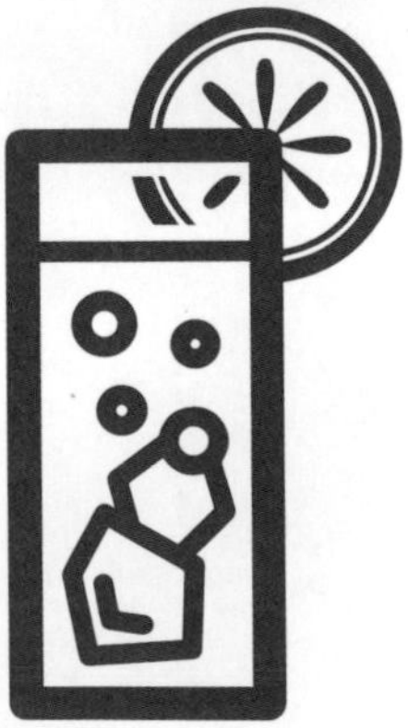

第2章

最強的飲酒法

開始飲酒的時間最好是晚上7點

對肝臟最好的最佳「飲酒時間」

肝臟負責各式各樣的工作，人們睡覺時也持續運作。為了要盡可能減少肝臟的工作，以減輕肝臟的負擔，多少要注意喝酒的時間。

就如同在專欄（請參照P.32）所解說的，有說法是肝臟能分解的酒精，每公斤體重在每一小時能夠分解的量為0．1克。例如體重60公斤的人在晚上7點時開始喝500ml的啤酒，假設在晚上7點半喝完。花費在分解酒精上的時間約為3小時20分，因此所有的酒精大約在晚上11點的時候都會被分解完畢。如果是這種情形，就能在酒醒之後的狀態上床睡覺吧。

那如果把喝酒的時間延後一點之後會變怎樣呢？一樣是喝500ml的啤酒，從晚上11點開始喝，假設11點半喝完。這個時候，酒精分解完畢的時間大約會是半夜3點。在還沒酒醒時睡覺，也沒辦法獲得充分的休息吧。

開始飲酒的時間最好是晚上7點左右，再晚最好也要在晚上9點左右喝完。另外，雖然提早開始喝酒，但千萬不要因為這樣就豪飲。如果變成大喝特喝，酒精分解的時間也會相對變長，結果還是對肝臟造成了不小負擔。開始飲酒的時間推薦以晚上7點到9點左右，最好是少量飲酒。

早點喝酒來減輕對肝臟的負擔

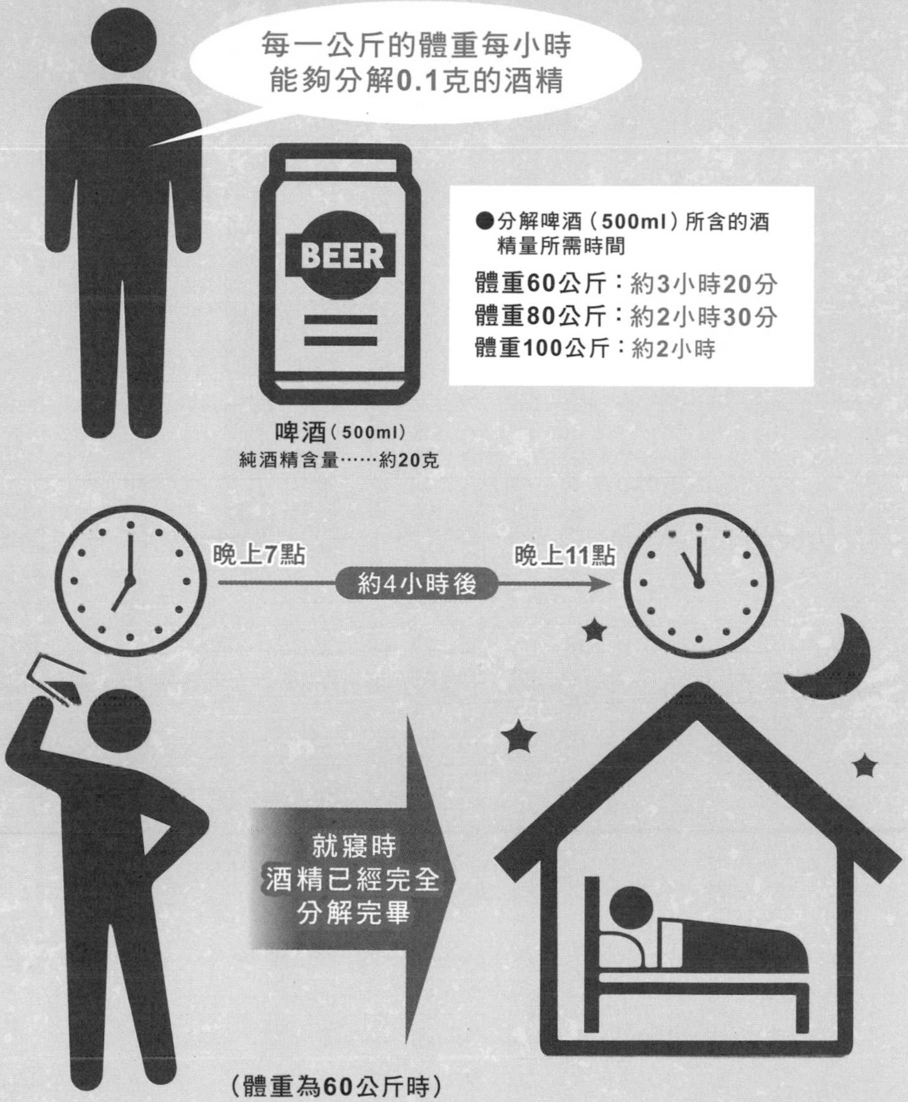

（體重為60公斤時）

早點喝酒就能減輕對肝臟的負擔。不過即使如此也不能大量飲酒。喝啤酒的話，就是兩杯中杯啤酒杯，日本酒的話，就是兩合等等，將酒精分量控制在有益身體的範圍吧。

飲酒前最重要的是保護肝臟

重點是「先吃再喝」

在空腹的狀態下喝酒時，酒精吸收率會大幅度提升，血液中的酒精濃度也會隨之急速上升，並對負責分解酒精的肝臟造成負擔。為了避免這類事情發生，最好是在喝酒之前稍微簡單吃點東西。推薦吃消化速度慢且會一直停留在腸胃中的食物。值得留意的營養成分有蛋白質、膳食纖維及油脂類（脂質）。

蛋白質中，最推薦的是乳製品，因為裡面含有可以幫助分解酒精的優良物質。參加飲酒派對前先喝優格或是牛奶，吃點起司來提升肝臟機能吧。另外，便利商店常見的炸雞及烤雞亦是屬於蛋白質和油脂，也可以先吃點這類食物後再去參加派對。

順帶一提，先在腸胃裡面填一些食物，讓酒精的吸受變慢的技巧，也是防止飯後血糖急速上升的方法。當白飯進入全空的腸胃時，腸絨毛會快速地吸收醣。這個時候吸收進身體的醣會被分解成葡萄糖，經由血管運送到肝臟。因此，可以透過先攝取蔬菜等食物中的膳食纖維，降低醣的吸收率，藉此來防止血糖值上升。

提升肝臟機能的食品

膳食纖維

膳食纖維豐富的食材有蔬菜、海藻及蕈菇類。如果餐廳先上的小菜裡面有這些食物的話，就先吃一些吧。

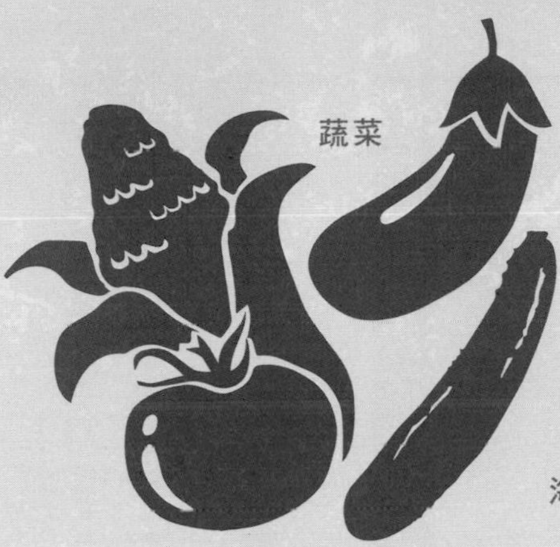

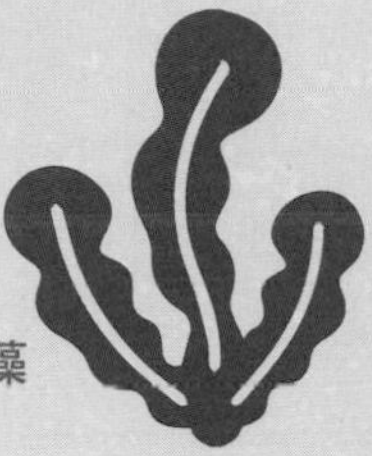

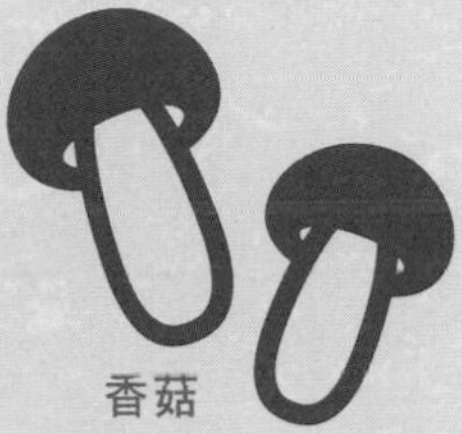

蛋白質

肉類和魚類等食物的蛋白質也很容易停留在腸胃。維生素B群可以幫助分解酒精，因此特別推薦富含維生素B群的食物。

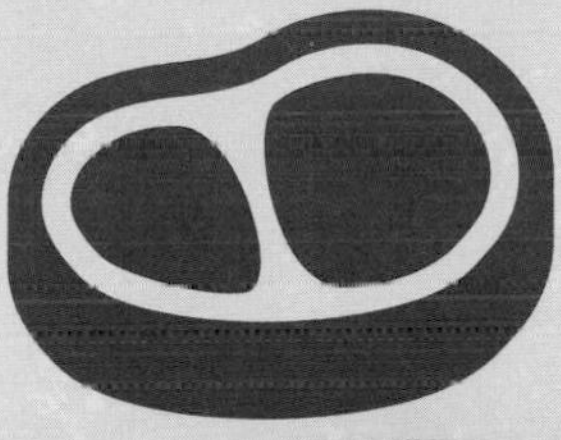

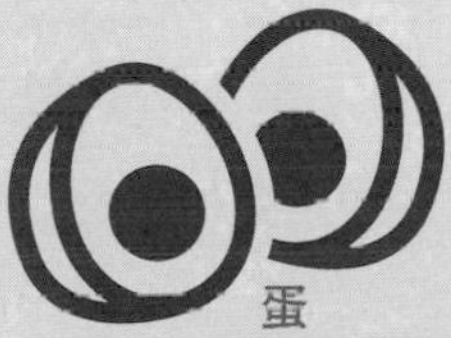

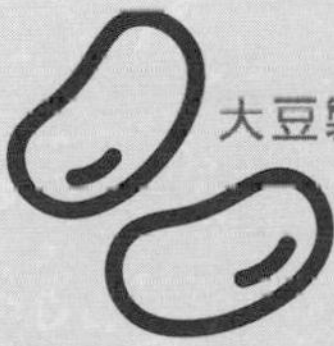

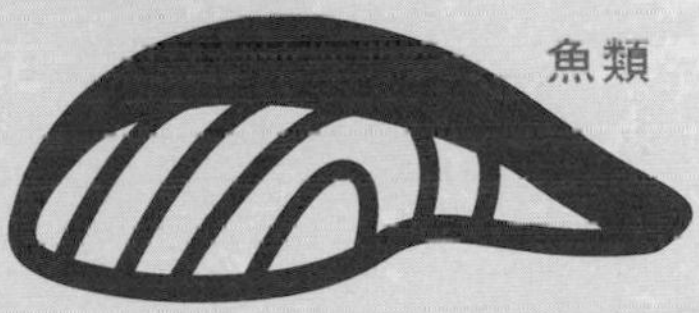

油脂類(脂質)

油脂類也有減緩食物消化及吸收的作用。比如說，吃50克奶油後，有說法是會停留在胃中12個小時。可想見也能同時保護容易因酒精受損的胃壁，防止胃酸侵蝕的作用。推薦吃炸物、熱炒、義式薄切生肉（Carupaccio）或西班牙蒜蝦（ajillo）等。其中使用豬肉的炸豬排可以說是最優秀的下酒菜。

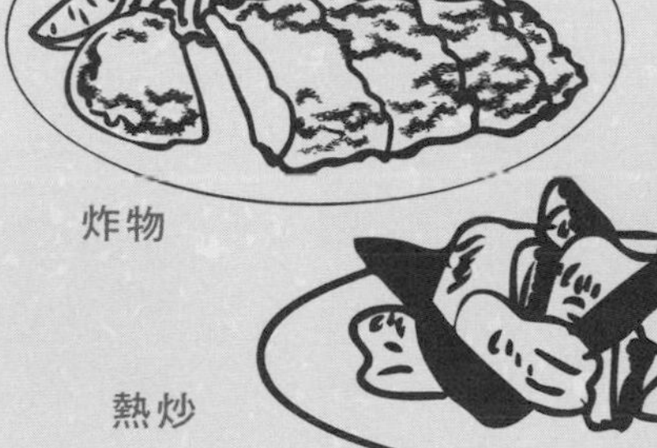

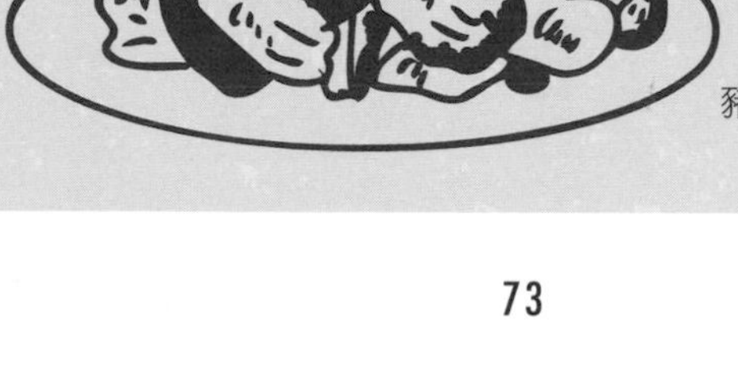

第2章

最強的飲酒法

有益肝臟的最強下酒菜
——總之先來一份

富含膳食纖維的食物是強力的夥伴！

酒精會在體內被分解、解毒，轉變成二氧化碳以及水等後排出體外。這個分解及解毒作業大部分都是由肝臟負責的。**一次吸收大量的酒精之後，就會對肝臟造成非常大的負擔，因此要盡可能減少吸收量。**

在居酒屋喝酒時，應該很常會說「先來一杯酒」後同時點菜吧。這個時候推薦選擇富含膳食纖維的食品。**因為膳食纖維難以消化，會長時間停留在腸胃中，擁有降低酒精吸收效率**的作用。

富含膳食纖維的食物有高麗菜、西洋芹、牛蒡、茼苣、番茄、蘆筍、洋蔥及白菜等。其中特別推薦的是番茄，據說能夠把血液中酒精濃度降低到三分之二至一半，以及富含維生素U的高麗菜，維生素U具有能活化酒精分解酵素的作用。其他如蕈菇類、豆類、海藻類及蒟蒻等食物也都富含膳食纖維。理想狀態是在點主食之前，先吃些含有這些食材的料理。另外，**在喝酒之前先吃些優格及起司等乳製品也很有效。乳製品中含有可以幫助分解酒精的優良物質，因此可以減少肝臟的工作，進而減輕負擔。**

首先先吃這些來攝取膳食纖維

毛豆

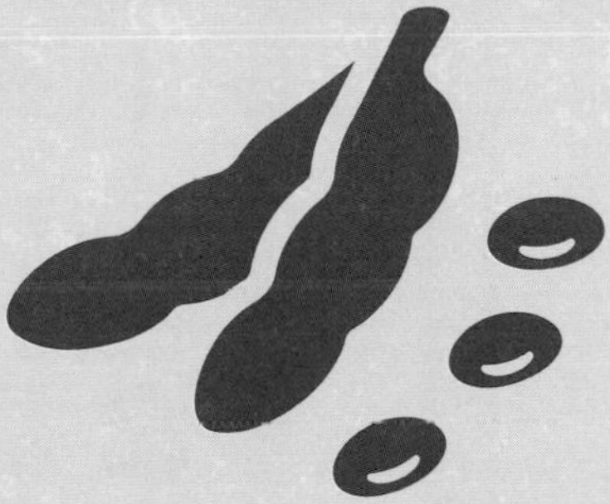

毛豆是下酒菜的基本款，富含蛋白質及膳食纖維，也是推薦的食材之一。不過，毛豆在各種蔬菜中也算是卡路里比較高的，因此要小心不要吃太多了。

沙拉

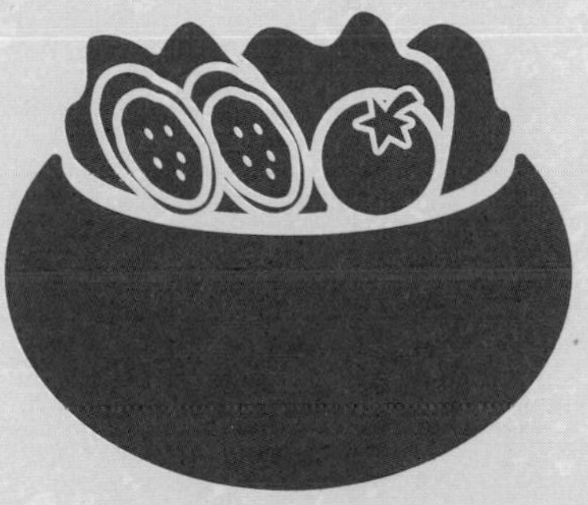

有時候居酒屋的沙拉會使用醣含量較多的沙拉醬。推薦在意醣攝取料的人選擇能夠自行調整調味料分量的蔬菜棒。

其他

海藻類及蒟蒻也富含膳食纖維。海藻沙拉及味噌田樂（豆腐串燒）等料理是最適合首先點來吃的料理。

豆腐

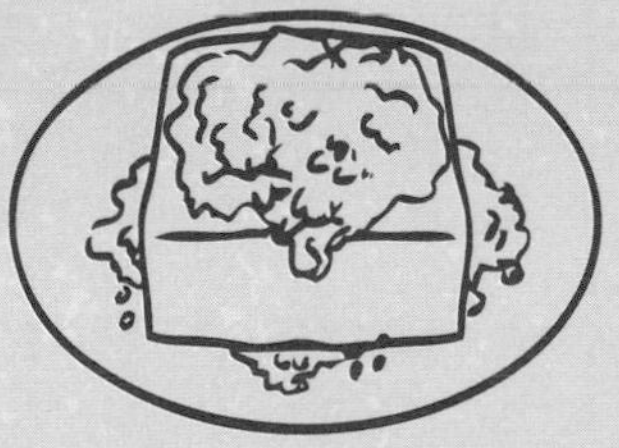

富含蛋白質，也是對胃來說容易消化的食材。是一種在點主食之前會想要先點一份來調整腸胃狀況的食材。

蕈菇

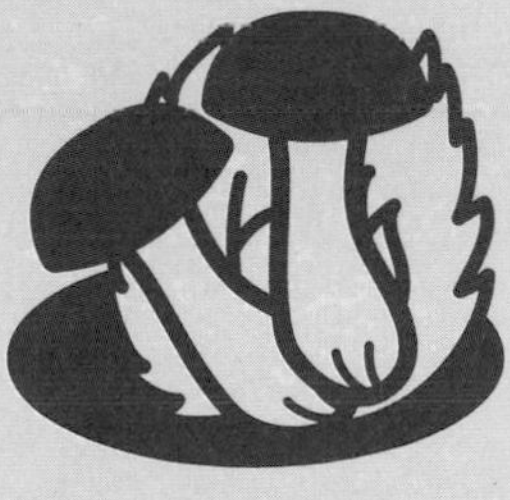

富含膳食纖維及維生素B群，具有整頓膽固醇、降低血糖值並提升免疫力的功效。

第2章

最強的飲酒法

有益肝臟的最強下酒菜——主食

理想的下酒菜要高蛋白質且低醣

乾一杯後，等情緒緩和下來時，就會想要點主食了。這個時候最需要注意到的重點就是**「高蛋白質、低醣」**了。所謂的蛋白質不只能形成強韌的肌肉，對提升肝臟的機能方面也有所貢獻。

肉、魚、雞蛋及大豆都含有蛋白質。維生素B群具有幫助分解酒精的作用，因此在這些食材中推薦含有維生素B群的食材。**具體來說就是豬肉、鰻魚、鰈魚、鮭魚及鰤魚等等。**蔬菜的話，**蒜苔就是富含維生素B群的食材。**

其他像是牛肉乾及魷魚乾這種富有嚼勁的食物，也是優秀的食材。**咀嚼這個行為可以讓血液流動順暢，此外，認真咀嚼也能夠增加唾液的分泌量，與減少口中細菌有關。**若在冬天，也能選擇各種火鍋料理。除了可以攝取大量的蔬菜（膳食纖維）之外，也能夠透過吃肉和魚來獲取蛋白質。**貝類中含有的牛磺酸及鋅擁有增強肝臟機能的作用，因此牡蠣及文蛤也是推薦的食材之一。**

雖然說蛋白質是對喝酒有幫助的物質，但如果在一開始就猛吃烤雞及炸雞的話，就會對胃造成負擔。首先先吃些毛豆及日式涼拌豆腐等對身體負擔比較小的食物，之後再吃主食吧。

主食選擇富含蛋白質的品項

魚料理

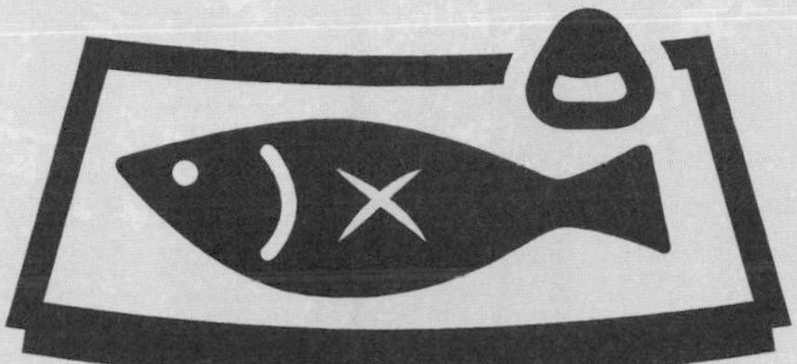

像是烤魚、生魚片等。也很推薦含有EPA（二十碳五烯酸）的鯖魚及秋刀魚等青背魚的料理。

肉料理

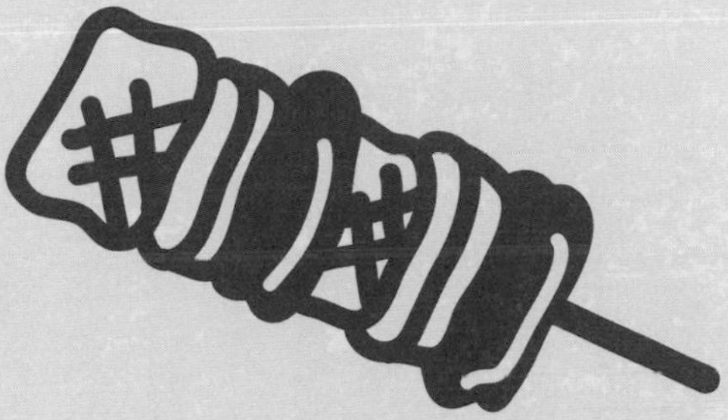

烤雞及炸雞等肉料理富含蛋白質。特別是使用油的炸雞最適合拿來當作喝酒時的下酒菜，但要小心不要吃過頭。

堅果

堅果類含有膳食纖維、蛋白質、維生素E及一種有益身體的、名為Omega3的脂質，是種非常優秀的下酒菜。

火鍋料理

在寒冷的時期時，火鍋料理也會成為選項之一。吃火鍋時也會一起吃到蔬菜，對於偏食的人來說是最佳的選擇。

蛋料理

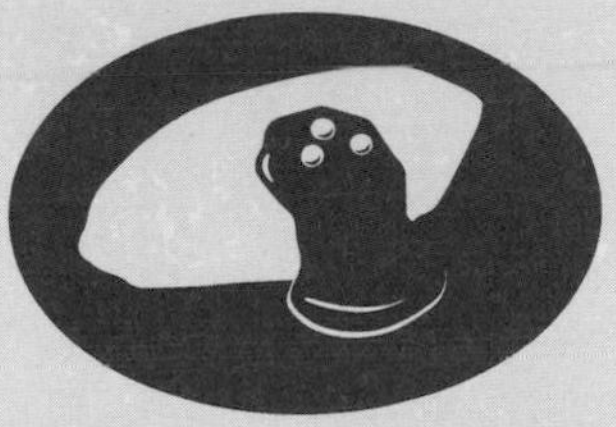

配合肉或魚同時攝取的話，也能夠增加動物性蛋白的攝取量。壽喜燒及親子丼等美食可以說是最理想的料理。

第2章

最強的飲酒法

用拉麵收尾百害而無一利！最佳選擇是日本茶或味噌湯

收尾的一杯就決定是茶或味噌湯了

應該有很多人在喝完酒之後就會想要吃拉麵吧。這是因為身體在分解酒精的過程中會失去大量的水分及鹽分的緣故。但是，拉麵含有大量的醣及鹽分，再加上因為都用吸的方式吃，也很容易過快吃完一餐。當喝酒後再吃拉麵，肝臟就會被逼著要熬夜工作，原本是應該要拿來休息的睡眠時間，也會被強迫要去做那些嚴酷的工作。

無論用再怎麼客氣的說法，拉麵都不能說是一種有益身體的食物，可以的話推薦儘量透過吃別種食物來補充水分及鹽分。最推薦的就是味噌湯及綠茶。其中花蜆或花蛤味噌湯是喝酒時的強力夥伴。貝類中所含有的牛磺酸會幫我們溫柔地照顧肝臟。另外，綠茶也可說是非常適合當作是收尾的最後一杯。綠茶中所含有的兒茶素是一種多酚，能夠抑制飲食後的血糖值上升、減緩醣的吸收，及抑制中性脂肪合成。而且還富含β胡蘿蔔素及維生素C等抗氧化維生素，和改善醣代謝的維生素B群，因此還可以減少有害的活性氧及抑制細菌繁殖。不只可以代替烈酒後飲料（Chaser），在喝酒前後都來一杯綠茶都有不錯的功效。

為什麼味噌湯及綠茶都有不錯的功效呢？

喝酒時，身體會排出水分及鹽分等物質

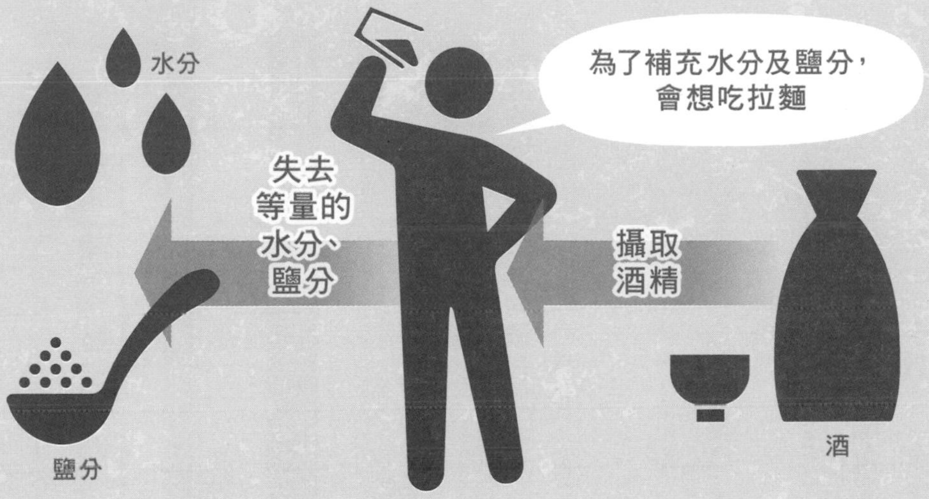
水分
為了補充水分及鹽分，會想吃拉麵
失去等量的水分、鹽分
攝取酒精
鹽分
酒

味噌湯及綠茶是喝酒時的最佳夥伴

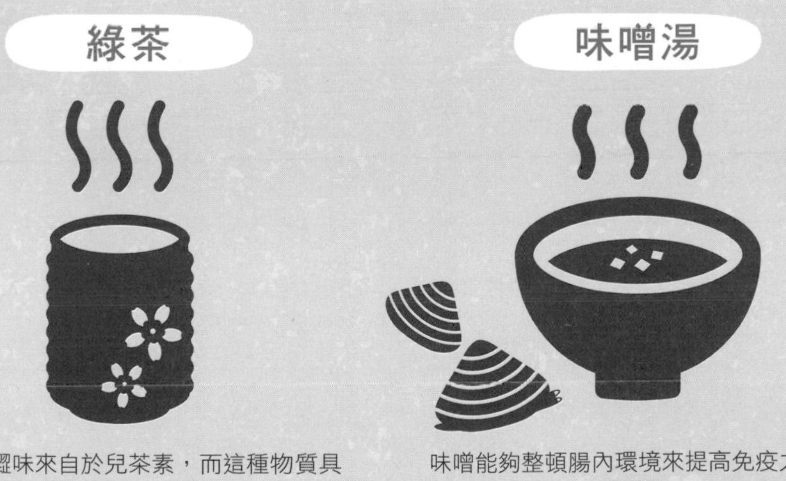
綠茶
味噌湯

綠茶的澀味來自於兒茶素，而這種物質具有各式各樣的健康功效。不只是可以當作茶來喝，把茶葉磨成粉狀加入下酒菜中來吃也是一種吃法。

味噌能夠整頓腸內環境來提高免疫力及預防胃癌。除了貝類，蔥及姬菇等食材能夠有效預防及改善宿醉。

感覺有害身體的炸物其實是優秀的下酒菜！

反而應該要積極吃炸物

應該有很多人會覺得如肉類或魚類炸物使用了大量的油來油炸，對身體有害，所以都刻意不吃吧。但是，只要不要過度攝取，炸物其實可以說是最好的下酒菜。就如曾在P. 72頁所言，蛋白質與油脂類（脂質）容易停留在腸胃中，具有減緩酒精吸收速度的功效。另外，蛋白質的攝取也與白蛋白（P. 28）的提升有關。

白蛋白是一種血液中的蛋白質，負責搬運氨基酸的任務。氨基酸是組成如肌肉、血管、頭髮及皮膚等身體組織的材料，因此當白蛋白不足時，運送營養到所需部位的難度就會變高，導致罹患新型營養失調，引發貧血、免疫力降低、肌肉及骨骼弱化等症狀。要增加白蛋白，最有效的方式就是透過吃肉類及雞蛋來攝取蛋白質。順帶一提，肉類中含有的脂肪並不會增加中性脂肪，本來脂質就是能量來源，也會變成細胞膜等的材料，因此還是需要適度的攝取。但是，炸物的外皮含有醣，若是吃太多也會變成肥胖的成因。搭配其他料理來一同攝取蛋白質吧。

靠油脂類防止酒醉的不適感

停留在胃中的油脂會幫我們保護胃

油會保護胃壁
避免胃酸的侵蝕
奶油等油脂類食物

應該有很多人會因為吃這些東西會變胖，所以都刻意不吃吧，但是油脂本身對肝臟不會有任何的不良影響，還會幫助減緩酒精的吸收。也可以防止酒醉的不適感，所以反而應該要積極的攝取才對。

能同時攝取蛋白質與油脂類的下酒菜

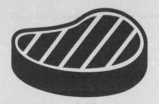

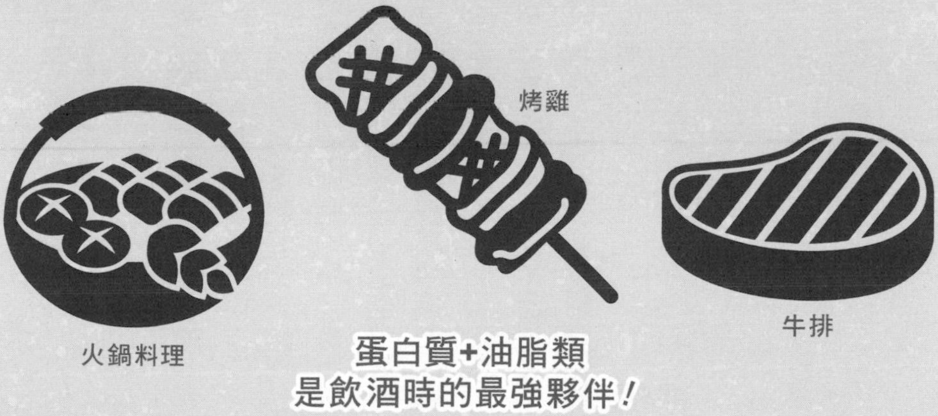

蛋白質+油脂類
是飲酒時的最強夥伴！

很多店把炸雞作為菜單的基本品項之一，也就意味著它是最容易吃到的料理。但因為炸雞的外皮含有醣，所以與其吃它，不如積極攝取像是烤雞、火鍋料理及牛排等蛋白質吧。

靠「喝酒順序」來保護身體

飲酒時先選擇酒精度數低的酒類！

會根據日子來改變飲酒選擇的人，也多少注意一下喝酒的順序吧。會這樣說，是因為酒中的酒精雖然相同，但吸收的速度卻不同。

酒精具有度數愈高就愈快被身體吸收的性質。比如說，和酒精度數只有5度的啤酒相比，身體吸收40度威士忌的速度會比較快。

之前有說過幾次，當身體快速地吸收酒精之後，會給肝臟帶來非常大的負擔。特別是剛開始喝酒時，腸胃中幾乎沒有食物，身體處在一個容易吸收酒精的狀態。由於對肝臟不好，所以還是不要一開始就喝威士忌等高酒精度數的酒類吧。最好的方法是一開始喝啤酒或葡萄酒等酒精度數較低的酒類。不過，如果是在威士忌等酒中加水來喝的話，那一開始喝這個也完全沒問題。**那是因為像是水割（威士忌加水）等將威士忌稀釋成10倍的品項，酒精度數和啤酒差不多。**

說是這樣說，應該也有很多人不想要在喝好酒時還加水稀釋吧。對有這種想法的人來說，推薦先用啤酒等酒類乾杯，當下酒菜吃到一定程度，胃裡面有些東西後，再來喝高酒精度數的酒類。

喝酒順序也有最佳選擇

容易被吸收的酒是?

下列三類酒容易被身體吸收。在喝這些酒時，一口一口慢慢地品嚐，才不會喝過頭。

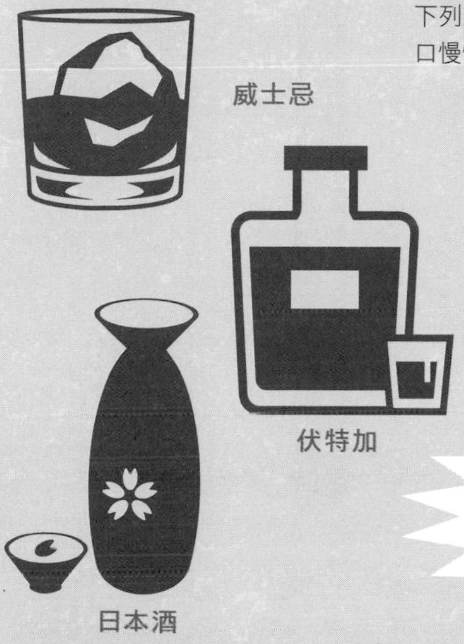

容易被身體吸收的酒

- 酒精度數高
- 含有碳酸
- 熱過的酒

！注意！

就算酒精度數低，
一口氣喝光的話，
也會一次吸收
大量的酒精！

從酒精度數低的酒開始喝，再選度數高的

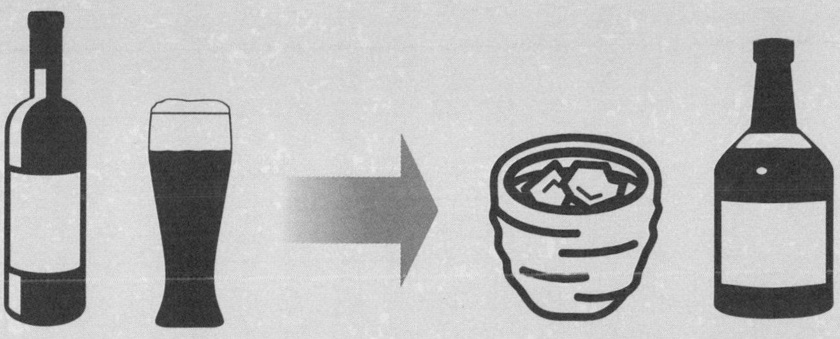

乾杯時選擇
啤酒或葡萄酒等
酒精度數較低的酒！

接著再喝燒酎或威士忌等
酒精度數高的酒，
對肝臟比較好

容易醉人的酒就是這些！

含碳酸或溫熱的酒容易喝醉

在前一頁介紹了容易被吸收的酒後，先不說酒精度數高的酒類，那麼為什麼含碳酸或溫熱的酒容易被身體吸收呢？以下便來說明原因。

碳酸具有活化腸胃蠕動的功效。而且還會增加入喉的順暢度，容易不小心一次喝太多。雖然葡萄酒酒精度數低，適合作為飲酒時起始的酒品，但**氣泡葡萄酒含有碳酸，乾杯時只喝一杯可說是最明智的選擇。**

同樣要注意的是，溫度高的酒也容易被身體快速吸收。以日本酒來說，最容易被吸收的是熱燗，順序接著是溫燗、常溫及冷酒（按：此為日本酒溫度分類）。在冬天等比較寒冷的日子裡喝熱燗時，身體就會暖起來，臉有時候也會跟著紅起來。**這應該是因為酒精被快速地吸收進去，導致身體產生酒精反應的狀態。**這是指身體因為受到酒精分解轉變成可能有致癌性的乙醛影響，臉等部位的微血管擴張而導致外表變紅。要喝熱燗等溫熱的酒時，一開始先喝個一兩杯啤酒會更好。另外，沒有好好控制飲酒量的話也沒有意義。要喝烈酒的話，一開始就要下定決心只喝一兩杯，請小心不要喝太多了。

小心不要喝太多容易喝醉的酒

含有碳酸的酒類會刺激腸胃

含碳酸的酒類

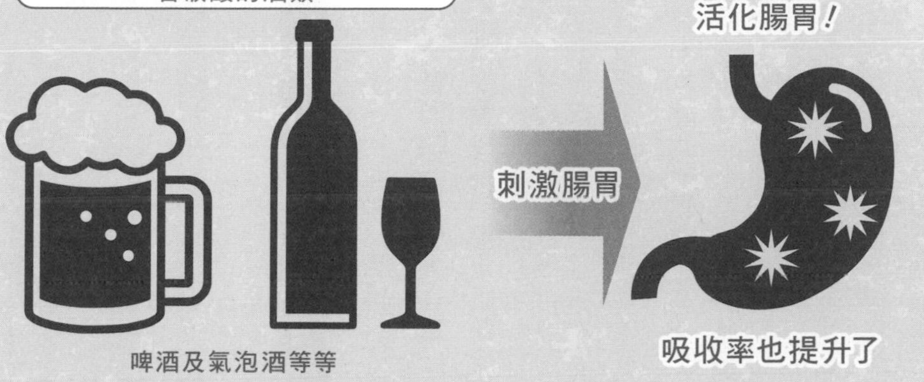
活化腸胃！
刺激腸胃
吸收率也提升了

啤酒及氣泡酒等等

碳酸會強烈刺激胃，受到刺激後，胃就會開始蠕動，不斷地把胃中的食物往小腸送過去。接著腸子馬上就會開始吸收酒精。最後抵達肝臟，開始進行酒精的分解作業。

溫熱的酒類提升體溫(代謝)

溫熱的酒類

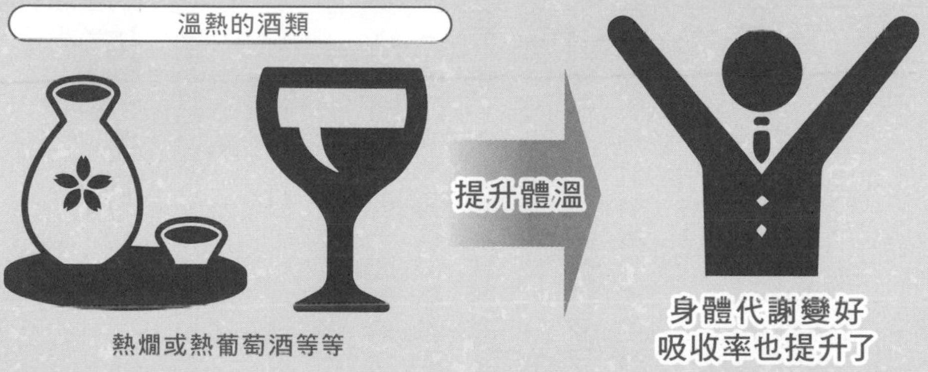
提升體溫
身體代謝變好
吸收率也提升了

熱燗或熱葡萄酒等等

溫度愈高的酒類愈容易被吸收。熱燗原本酒精度數就高，本來就容易被吸收；喝過多熱葡萄酒後也會提升酒醉後的不適感。最好的方式是一邊吃下酒菜一邊慢慢喝。

烈酒後飲料是對肝臟、尿酸值都有功效的魔法之水

頻繁地補充水分來避免脫水症狀

喝酒會就會想去上廁所。這並不是因為喝酒會補充水分。**當酒精進入體內之後，抑制尿意的抗利尿激素就會受到壓抑，因此容易想上廁所。當人因為這種利尿作用導致排出過多的尿液，身體就會失去水分，引發脫水症狀。**

有沒有在喝酒後感到口渴或是口乾舌燥呢？其實這就是脫水症狀的徵兆，之所以會想要吃油脂濃厚的拉麵，也是因為鹽分和尿液一起被排出體外。當身體出現脫水症狀時，肝臟的機能就會下降，除了酒精分解作用會停滯下來，也會導致尿酸值上升，進而提高痛風的風險。宿醉也是身體沒有完成分解酒精工作時會出現的現象，因此脫水也可以說是導致宿醉的間接原因。

當喝酒時，請務必要一起攝取水分。基準大致上是喝下與飲下的酒量等量的水。**喝一合日本酒的話就喝180ml，燒酎的話大概就是兌兩倍的水量。**因此烈酒後飲料（chaser）可說是很合理的替代品。無論是在家還是在外面喝酒，事先準備好烈酒後飲料或是替代的水或茶吧。

喝酒時也不要忘記補充水分

喝酒時也不要忘記補充水分

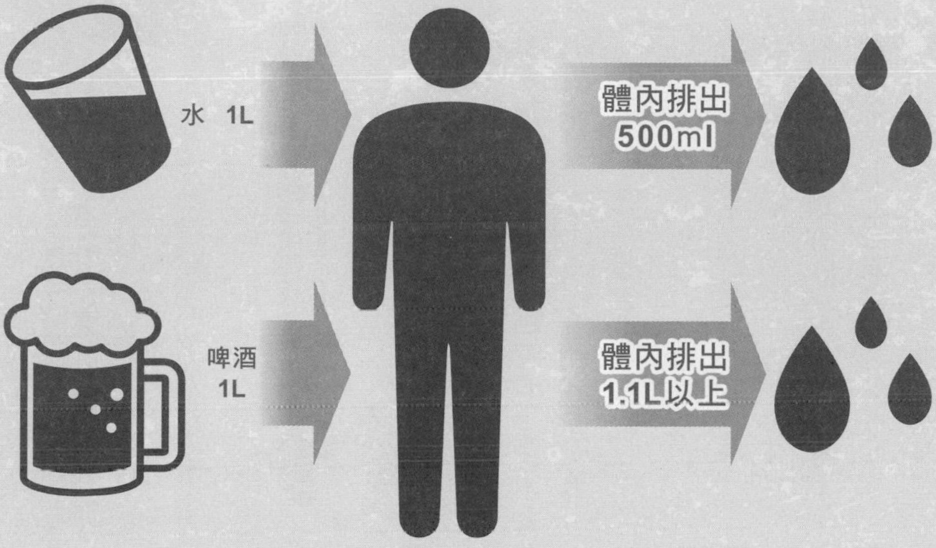

喝水時，喝下的水約有一半留在體內，喝酒時則是會失去多於喝下酒量的水分。當血液中的水分減少時，血液中的酒精濃度就會升高，除了容易喝醉之外，還會引發脫水症狀。

不要錯過脫水症狀的徵兆

脫水症狀的徵兆
・口渴
・跑廁所的次數增加
・尿液變多(最後會變少)
・尿液的顏色變濃
務必頻繁
補充水分

第2章

最強的飲酒法

最糟糕的飲酒方式

有在喝酒的人應該都經歷過？

飲酒量、順序及下酒菜等等，喝酒時需要注意的事物相當多。飲酒方式也是其中之一。

喝酒時最糟糕的是「一口氣乾杯」。喝下去的酒精中約**5%～10%**是在胃被吸收，剩下的**80%**是在小腸被吸收的。腸內壁具有數千萬根稱為腸絨毛的突起，就是這些絨毛在吸收養分。

假設一口氣乾了500ml的啤酒，接下來會發生什麼事呢？啤酒中的碳酸會刺激胃，胃受到刺激後會開始蠕動，喝下去的啤酒馬上就會流進腸內。接著腸絨毛就會一口氣吸收啤酒，並透過微血管將酒精運送到肝臟。雖然500ml的啤酒只有20克左右的酒精，但一次運送到肝臟時，肝臟就只能開始全力運作。就**算酒精濃度低，乾杯還是很危險的，請儘量避免這樣做。**其他還有喝到嘔吐、喝到無法動彈、喝到會與他人起爭執以及喝到斷片等，這些喝法也都應該盡可能避免。特別是喝到斷片是非常危險的。**這是當大腦海馬迴受到酒精影響產生傷害時出現的現象。可能會成為導致失智的遠因**，有過相關經驗的人，請務必適度飲酒。

絕對不行的飲酒方式

喝到吐

食道粘膜非常容易受傷，喝到吐時會對食道造成非常大的傷害，還會提升罹患食道癌的風險。

一口氣乾杯

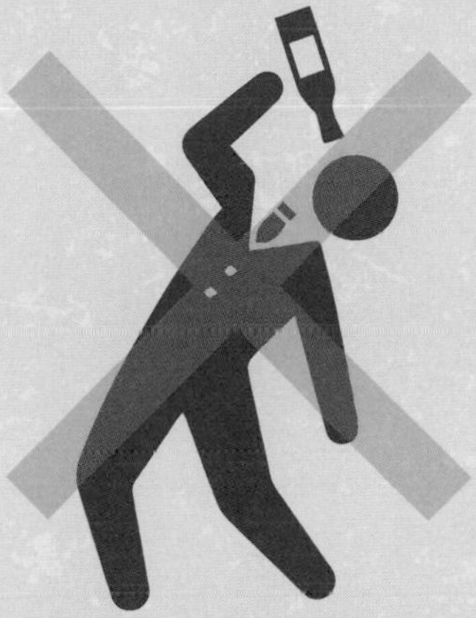

會讓身體一口氣吸收到所有的酒精，容易造成酒後不適感。會帶給肝臟相當大的負擔，是種非常危險的喝法。

喝到站不穩或是無法動彈

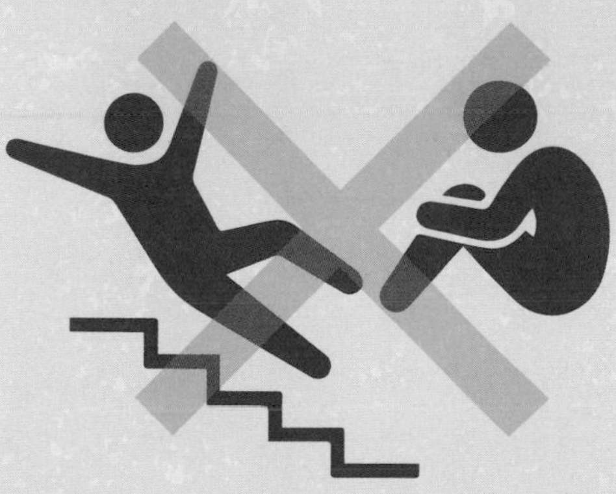

可能會引發各種事故，如在樓梯上跌倒、被車撞到等。喝酒時請選擇能夠保持意識的喝法吧。

喝到會與他人起爭執

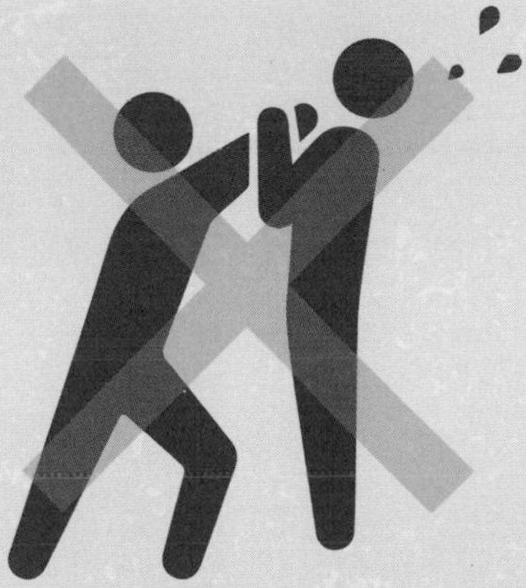

這種會對他人造成困擾的喝法，別說是發洩萬病之源的壓力，反而還會演變成累積壓力，所以不行。

會虐待肝臟的糟糕下酒菜

要避免會增加肝臟工作量的東西

從食物中攝取到的醣（葡萄糖）是人類活動的能源。葡萄糖能讓大腦運作、讓肌肉運動及維持體溫等，**是維持生命活動不可或缺的物質**。另外，為了避免身體陷入葡萄糖不足的狀態導致無法行動，**人類的身體能夠把醣轉變成脂肪儲存在體內**。遇到山難及海難的人之所以能夠存活下來，**就是因為他們的身體把儲存在身體內的脂肪轉換回醣**，藉此來確保能量來源的緣故。

脂肪及醣的轉換作業稱為醣代謝，此作業是肝臟所執行的。**在肝臟忙於分解酒精時再丟給他醣代謝的工作時，就會對肝臟造成非常大的負擔**。為了避免這類事情發生，喝酒時還是**不要吃含大量醣的食物吧**。以基本款而言有茶泡飯及炸薯條等。雖然燉蔬菜會給人一種健康的感覺，但其實這也是屬於需要多加注意的料理。因為這道料理中都會含有地瓜、胡蘿蔔、蓮藕等含大量澱粉的食材，除此之外還會使用砂糖及味醂等調味料，導致這道料理的醣含量都容易偏高。**壽司也是經常拿來當作下酒菜的料理**，不過也很危險。**雖然每一枚壽司的量都不多，但會吃下超過一碗（約150克）的白飯，因此要多加注意**。喝酒時避免吃這些料理吧。

酒精+醣是最糟糕的組合

醣→脂肪的轉換作業是肝臟的工作

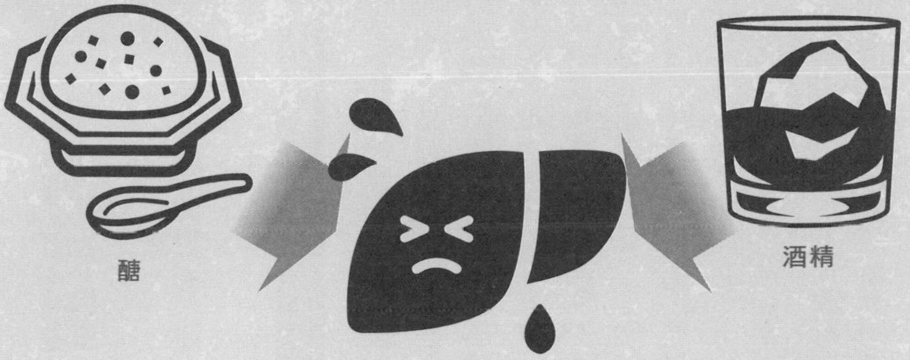

強迫肝臟進行過度的勞動作業

當肝臟忙著分解酒精時，若還要代謝醣，肝臟的工作就會加倍，酒精分解的工作也會沒辦法順暢進行。就算要吃含醣量高的食物，也務必要儘量減少攝取量。

增加肝臟工作的危險下酒菜

米、麵包、麵類以及麵粉類都富含醣。蔬菜及芋類食物的醣量也都算多。另外，因甜點類都會使用砂糖，醣含量也算多。喝酒後還是少吃這些東西吧。

糟糕的下酒菜清單

- 飯糰
- 茶泡飯
- 壽司
- 醬汁炒飯
- 炒麵
- 炒烏龍麵
- 炒米粉
- 章魚燒
- 大阪燒
- 韓國煎餅
- 披薩
- 炸薯條
- 起司馬鈴薯
- 馬鈴薯沙拉
- 通心粉沙拉
- 冬粉沙拉
- 焗烤飯
- 山藥
- 甜點

第2章

最強的飲酒法

續攤會對肝臟造成大傷害

續攤會導致喝過頭和吃過頭

大家應該都有經歷過，喝酒後心情變好、繼續參加第二攤，結果不小心喝過頭的經驗吧。但是，**當喝酒喝到深夜，或是持續吃下富含醣的食物時，會對肝臟造成非常大的負擔，最糟糕的情況是可能會罹患脂肪肝。**

有說法是肝臟能夠分解的酒精量每公斤體重每小時0．1克，只要把飲酒量保持在有益身體的量（一天約7～40克）時，並在晚上9點左右就停止喝酒，體內的酒精就會在到早上之前幾乎被分解完畢，起床時就不會殘留酒精。但反過來持續飲酒到深夜時，就會沒辦法分解完酒精，對肝臟造成負擔。另外，一直喝到第二攤、第三攤時，也會因為肚子餓，反而容易吃下多餘的食物。一邊喝酒一邊飲食時，醣的吸收也會變好，因此基本上要選低糖料理。忽略這件事，這也要那也要，一口接一口吃下酒菜就一定會胖。更別提在結束時去吃拉麵或牛丼等醣分滿滿的食物，絕對是加速往脂肪肝的道路上前進。無論是要避免喝過頭或吃過頭，最好的方式就是不要續攤。最剛好的選擇是早點開始喝，在到深夜之前就回家。

會讓肝臟工作到早上的糟糕喝法

①在第一間店裡先喝幾杯就去下一家

晚上7點

在第一間店喝兩三杯之後就結束是最佳的選擇。早點回家休息的話，肝臟也能夠休息。

②第二攤、第三攤也點酒來喝

晚上9點

喝到第二、第三攤後就會開始酒醉，判斷能力也會開始遲鈍，導致不小心喝過頭跟吃過頭。這對肝臟非常不好。

③持續喝到凌晨終於回家

凌晨1點

持續喝到凌晨，半夜1點左右回家。沒有什麼比回家路上再來一碗拉麵更糟的了。

④酒殘留到隔天變成宿醉

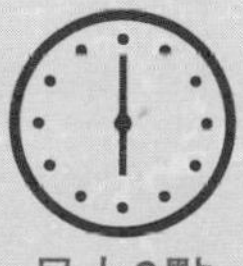

早上6點

因宿醉導致嘔吐時，還會對胃腸造成傷害。為了不要變成這樣，還是早點回家吧。

第2章

最強的飲酒法

飲酒後洗澡以及睡前飲酒有很大的健康風險

避免飲酒後洗澡及睡覺

應該有很多人是飲酒喝馬上去洗澡或睡覺吧。但是這些作法都只有壞處，因此都不推薦。

喝酒後可以減輕緊張感並放鬆。這並不是指心情上的部分，而是因為**喝下酒精後，血管會擴張，血壓會下降的緣故**。當保持這個狀態去泡澡，**血壓會變得更低，可能會有引發大腦貧血的危險性**。另外，酒還沒醒就去泡熱水澡也是很危險的。當血壓因酒精作用而變低時，一泡熱水澡，血壓會一口氣上升，可能因此導致腦梗塞。而且當身體因酒的作用處於脫水狀態，體內水分不足時，風險會更加提高。**有喝酒的日子最好盡可能避免泡澡，最好的選擇是換成沖溫水澡。**

也有些人是用喝酒來代替安眠藥，但這也只有壞處。**喝酒後馬上去睡覺，確實能讓人進入深沉的非快速動眼期睡眠**，但之後睡眠就會愈來愈淺。若明明前一天有好好睡覺，早上卻覺得疲勞都沒有恢復時，**也許就是因為睡前飲酒導致睡眠品質降低**。此外，原本這時應該是肝臟的休息時間，卻在這時讓肝臟去執行分解酒精的工作，真的是毫無優點。睡前喝酒的人還是儘量少喝點吧。

喝酒時泡澡及酒後睡眠的風險

飲酒後沖澡代替泡澡

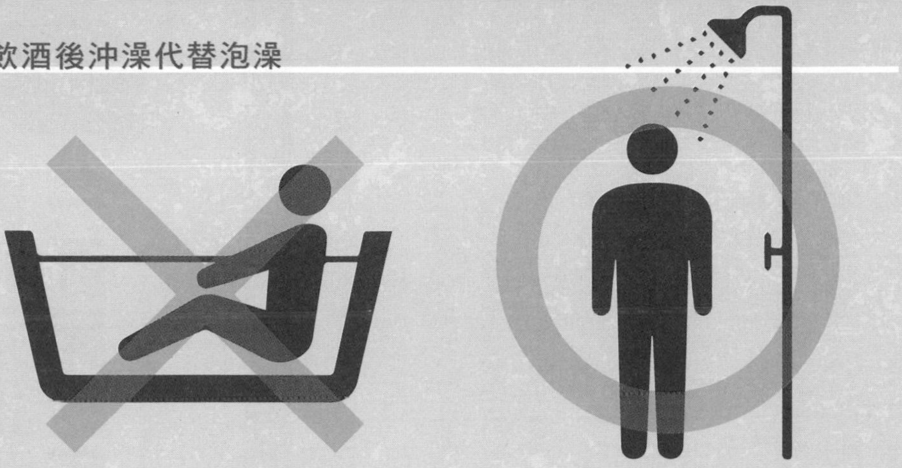

飲酒後去泡澡會讓血壓降低。血液無法抵達大腦，可能會引發腦貧血。覺得頭暈目眩時，就先坐下休息吧。

飲酒後睡眠會降低睡眠品質

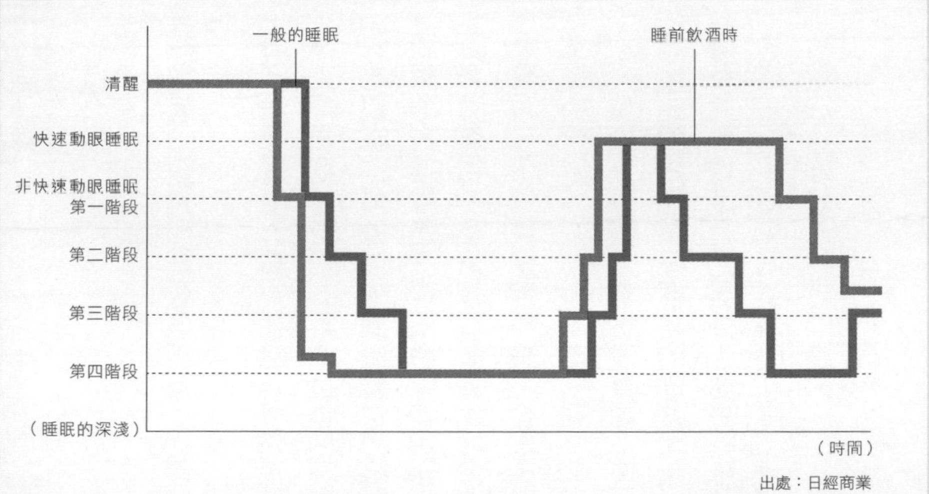

出處：日經商業

雖然睡前飲酒可以在短時間內進入深層睡眠，但之後會持續淺眠，睡眠的模式會被打亂。可說不喝酒的睡眠品質才會變好。

第2章

最強的飲酒法

邊喝酒邊燃燒脂肪的「肝臟行程」

務必在晚上10點結束消化工作！

受到Covid-19的影響，在自家線上與朋友喝酒的人增加了。線上酒會可以避免3密（按：日本防疫宣導，避免「密閉、密切接觸、密集」），也不需擔心搭不上末班電車，因此可以輕鬆地享受喝酒。但反過來說，也有很多人因此不在乎結束的時間，一杯接一杯喝個沒完。**這件事對肝臟來說非常不好。**

會這樣說，是因為晚上10點到凌晨2點是BMAL1蛋白質增加的時段，它會製造脂肪細胞，**若在此時胃中還有食物，促進代謝燃燒脂肪的成長荷爾蒙就不容易分泌。**此時脂肪燃燒的功效就會下降，導致內臟脂肪累積，因此最好還是提早一點，在晚上7點～9點左右就停止喝酒吧。若是宴會或是晚上酒攤的時間拖到比較晚，那就減少飲酒量，也避免吃大量下酒菜吧。**推薦是下午稍微吃點東西，讓肚子裡面充滿食物，晚間飲酒享樂時也推薦選擇青菜及菇類等下酒菜搭配料理，以攝取膳食纖維為主。**

無論是一個人喝，還是線上與朋友聚會喝酒，一開始就選好要喝的酒及下酒菜，藉此來避免攝取過度吧。另外，如果是線上聚會飲酒的話，為了避免喝酒時間延長，最好還是一開始就決定好結束的時間點。

遵守最適合的飲酒時間及飲酒量來飲酒作業

■會產生脂肪細胞的「BMAL1」蛋白質在脂肪組織中的量（相對量）

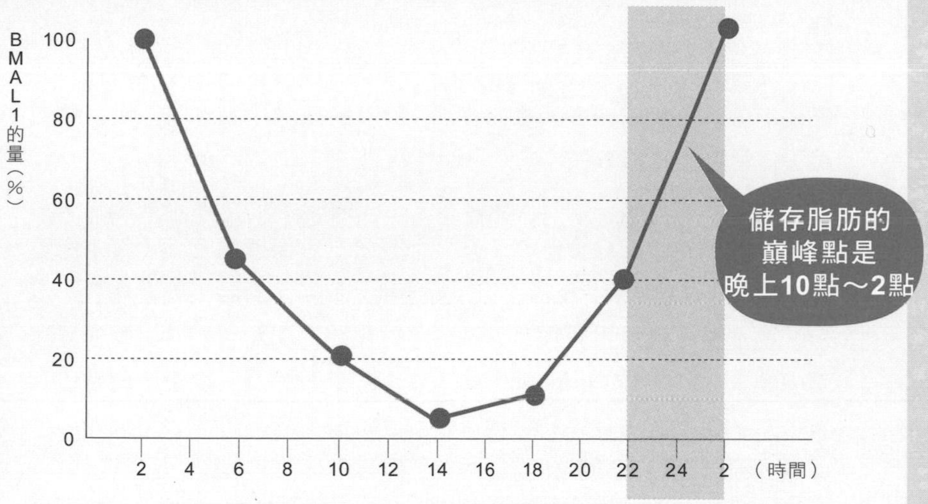

出處：圖表資料來自於日本大學藥學部 榛葉繁紀准教授

小心不要喝過頭和吃過頭

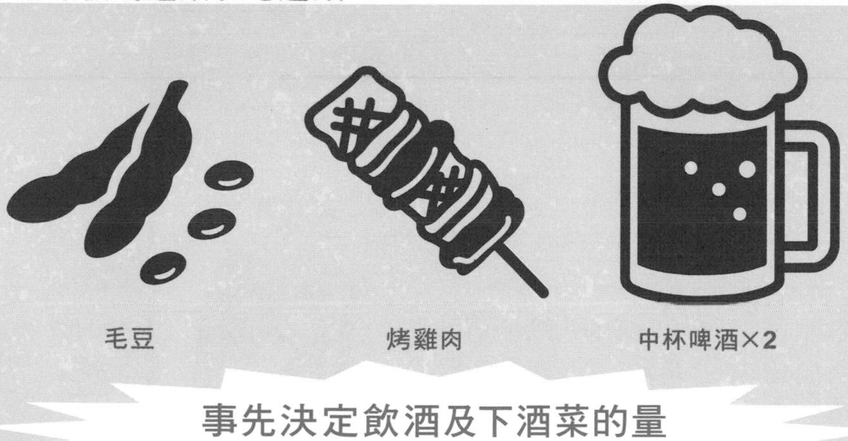

事先決定飲酒及下酒菜的量
務必不要超過事先決定的量！

肝臟專欄 3

飲酒前後吃的保健用食品以及健康食品真的有用嗎？

聽說「含有薑黃的飲品」對宿醉有效，應該有很多人會在酒後去便利商店買來喝吧？

或者有些人會吃含有鳥胺酸或牛磺酸的花蜆保健食品吧。但是這些健康食品真的有用嗎？

薑黃是一種常用於咖哩等料理中的香料，又稱為turmeric。薑黃含有的薑黃素會促進肝臟製造與分泌膽汁，從以前就作為漢方藥材使用至今。但是，並沒有科學證據指出薑黃會促進分泌酒精分解酵素，且在便利商店等地方看到的這些飲品，其實成分表品名是寫著「清涼飲料水」（按：日本食品法規中指不含酒精的非乳製品飲品，類似非酒精飲料）。

同理，若要攝取鳥胺酸或牛磺酸，不要吃健康食品，喝花蜆或花蛤味噌湯吧。健康食品就只是用於補充一般飲食中攝取不足的營養素，基本上這些營養素還是應該要從飲食中攝取。若喝味噌湯，還可以同時攝取其他有益健康的成分，這才是一石二鳥的做法。

如果不是吃健康食品，而是選擇吃「保健用食品（特定保健用食品）」的話，就會擁有一定的功效。因為它們有科學根據證明其有效性及安全性，同時也有日本消費者廳許可，可以安心食用。

到目前為止，還沒有保健用食品能幫助分解酒精，不過有食品擁有如能減緩醣及脂肪吸收速度的功效，會不小心吃太多下酒菜的讀者們，要不要考慮在宴會開始前就先吃看看呢？

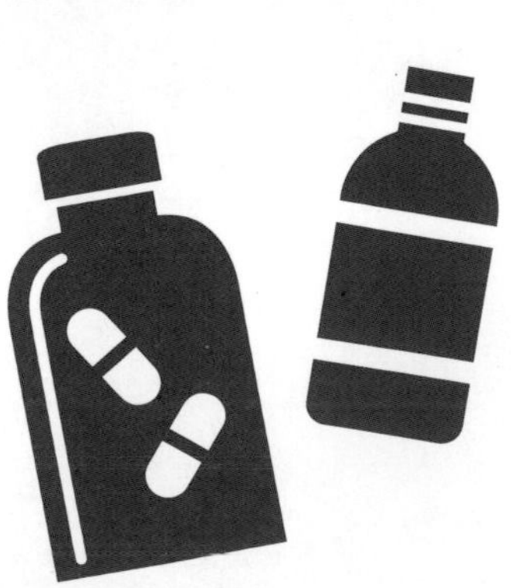

第3章

靠低醣飲食來強化肝臟&進行有效的減肥

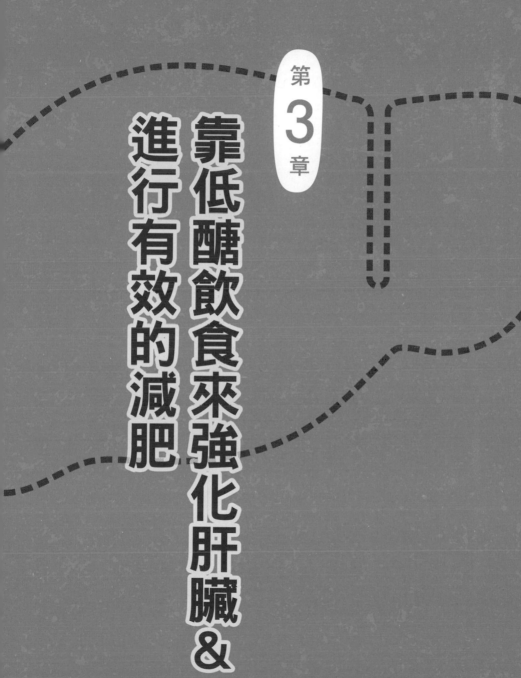

第3章

靠低醣飲食來強化肝臟
&進行有效的減肥

「啤酒肚」最大的原因在於醣

原因不單只有啤酒！

經常聽到有人說：「每天喝酒就變成啤酒肚了……。」啤酒內確實含有會讓人發胖的醣，但實際上的問題是醣過度攝取。像是下酒菜中的炸薯條、薯泥沙拉、結束後的一碗拉麵或白飯等，在參加酒宴時非常容易不小心攝取過多醣。這也都與啤酒肚相當有關。

食物（醣）被我們攝取之後，會由肝臟分解，必要成分會被儲存在肌肉中，當作是肌肉運動的能源等來消耗使用。但是，剩餘的醣會在肝臟中轉化成中性脂肪，若持續過度地攝取醣，血糖值會快速地上升，此時就會分泌胰島素，多餘的醣馬上就會變成脂肪。這才是人類變胖的機制。

應該有人讀到這邊就會決定：「喝酒時不吃下酒菜，也不再喝酒後吃必吃的食物了！」不過，根據札幌啤酒的調查結果，每日醣攝取量的基準值為男性２５０克，女性２００克，比起此數值，**調查中的平均醣攝取量約３２０克（男性３０９克，女性３３２克）**。無論年紀性別，**我們很可能是平常就已經攝取過多的醣**了。會在意體型的人，建議是重新審視下酒菜或是平常的飲食生活吧。

脂肪形成的機制

①攝取食物（醣）
②小腸吸收
③多餘的醣在肝臟變成中性脂肪

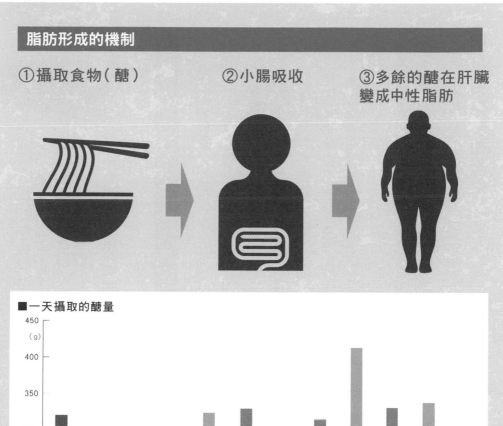

■一天攝取的醣量

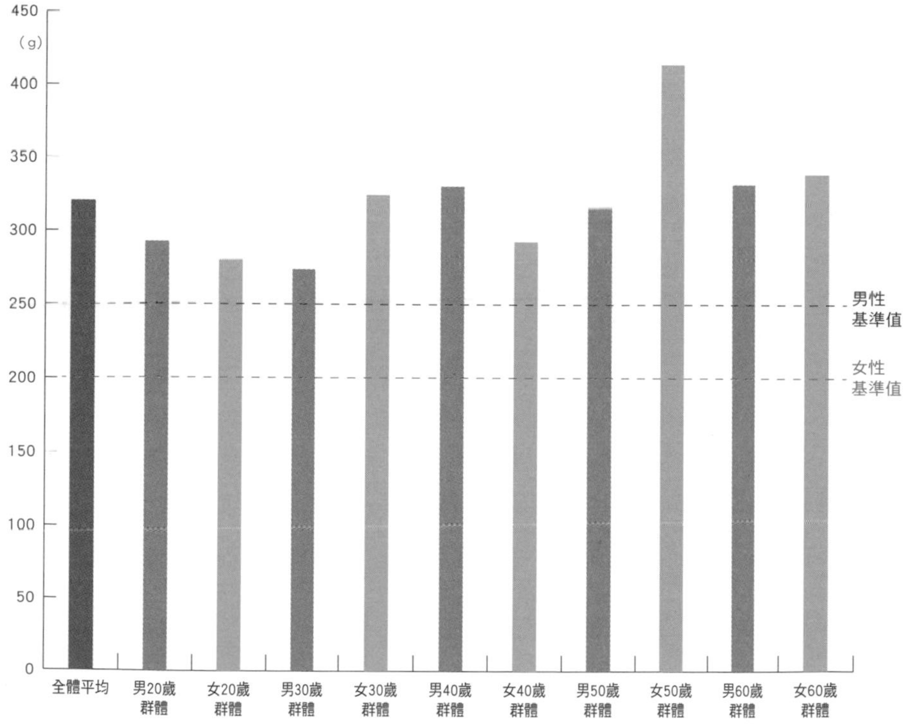

出處：栗原毅、札幌啤酒股份有限公司《食習慣と糖に関する実態調査》（2015年）

第3章

靠低醣飲食來強化肝臟&進行有效的減肥

中性脂肪變多時可能面臨恐怖結局

脂肪肝是通往重大疾病的入口

中性脂肪是由人類生存所不可或缺的能量來源——醣所轉變過來的。當醣的攝取量不足時，就會消耗累積在身體裡面的中性脂肪來產生能源。雖然中性脂肪是人類不可或缺的物質，但是當體內累積的速度大於消耗的速度時，中性脂肪就會不斷地累積。健康的肝臟含有中性脂肪比例為3～5％，但當比例超過30％時，就會陷入被稱作「脂肪肝」的狀態。另外，當沒有被儲存在肝臟中的多餘中性脂肪進入血液時，就會增加體內的脂肪細胞，導致內臟脂肪增加，有時候甚至會發展成如狹心症或心肌梗塞等重大疾病。

當生活習慣不正常，如飲酒過度或運動量不足等因素，導致脂肪成分累積在肝臟時，就會形成脂肪肝。當脂肪累積在肝臟時，血液就會變濃稠，肝機能下降，進而導致肝細胞發炎的「脂肪性肝炎」。之後，當肝臟重複恢復及發炎的狀態，肝臟的表面就會變得凹凸不平，開始萎縮變小。這被稱為「肝硬化」。當這個狀態持續下去，容易轉變成「肝癌」且引發各種症狀出現，如全身發癢、黃疸、腹水及便秘等，所以才說脂肪肝是通往文明病及肝癌的入口。

脂肪肝及脂肪性肝炎的機制

中性脂肪的作用

肝臟這種器官會事先儲存醣這種人類生存必要的能量來源。當無法攝取足夠的醣時，會從中性脂肪開始消耗能量。但是，當儲存的速度大過於消耗時，就會成為導致脂肪肝形成的要素。

①生活習慣錯亂

飲酒過度、過度攝取醣或運動不足等導致生活習慣逐漸不正常。

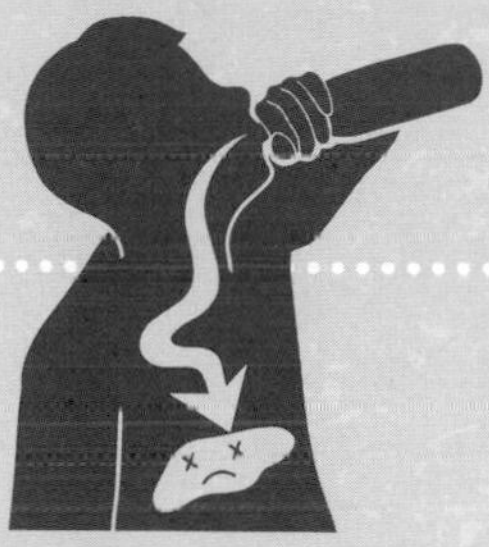

②導致脂肪肝的狀態

當肝臟的中性脂肪比例超過30％時，就會變成脂肪肝。

③脂肪性肝炎

當中性脂肪持續儲存在肝臟時，就會引發炎症。

④肝硬化

反覆恢復及發炎後，肝臟的表面就會變成凹凸不平的狀態，萎縮變小。

⑤肝癌

出現全身搔癢、黃疸、腹水、便秘及下痢等各種症狀。

恐怕會因脂肪肝進而罹患肝癌！

第3章

靠低醣飲食來強化肝臟
&進行有效的減肥

比起卡路里，要先減少「醣」的攝取量

減少醣的攝取會同時減少中性脂肪

酒具有促進食慾的作用。應該有很多人在飲酒時不小心吃到胃不舒服的狀態吧。這也是肥胖的原因之一。要特別注意腸繫膜（包覆支撐小腸的膜）**及內臟周圍的內臟脂肪**。

透過飲食等行為所獲取的養分（醣及脂質）會在肝臟中合成中性脂肪。接著會在身體各處被當作是能源來消耗，但是**中性脂肪過度增加時，體內無法消耗殆盡而有多餘。這些多餘的中性脂肪會轉變成內臟脂肪及皮下脂肪儲存在體內，與肥胖有關**。若放任不管，就會有引發高血壓、糖尿病及血脂異常等疾病的危險性。為了避免變成上述狀態，還是減少攝取容易變成脂肪的醣吧。

吃下酒菜時，優先選擇高蛋白且低醣的料理，如毛豆、生魚片、醃漬物、豆腐及堅果類等等，吃醣含量高的食物時就請盡可能控制在最低量。應該也有人因為「會胖所以不想吃」，所以喝酒時不吃下酒菜吧。的確，不吃下酒菜可能就不易發胖，但這樣反而增加肝臟的負擔。**邊吃東西邊喝酒會降低酒精的吸收率，同時也能減輕對肝臟的負擔**。邊吃低醣的下酒菜邊喝酒吧。

過度攝取醣會增加中性脂肪！

累積在體內的脂肪種類

內臟脂肪

累積在內臟周圍的脂肪。會引發高血壓及糖尿病等疾病。

皮下脂肪

會累積在皮膚及肌肉之間。當增加過度時，會對下肢及腰造成負擔。

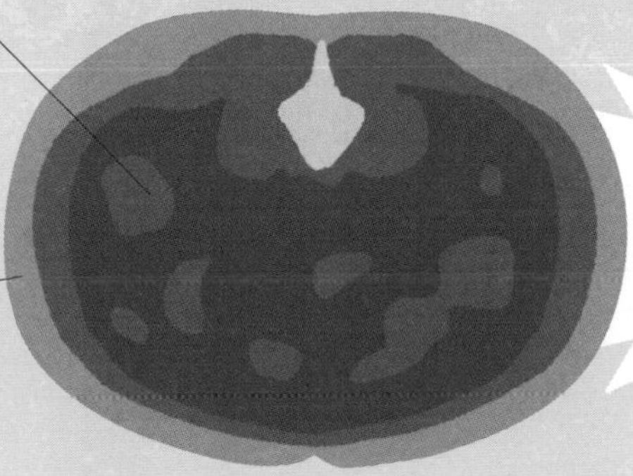

中性脂肪沒被當作能量消耗掉的話，會在體內變成皮下脂肪或內臟脂肪累積。

中性脂肪增加時會產生的壞處

- 血壓上升　•血糖值上升　•造成血栓
- 妨礙飽足感荷爾蒙「瘦蛋白」的作用，變得不容易獲得飽足感。
- 減少長壽荷爾蒙「脂聯素」的分泌量，造成調整血糖值及血壓的能力下降，往動脈硬化發展。

對內臟脂肪的增加視而不見的話，會引發以下疾病！

動脈硬化的危險因素
血脂異常

血液中的中性脂肪及膽固醇量過多或是過少的狀態。會變成引發動脈硬化的危險因子，也有可能引發心肌梗塞或腦梗塞的危險性。

血管堵塞等的原因
高血壓

視而不見的話，會增加心臟運送血液的負擔，血管也會因為要承擔過高的壓力而失去柔軟性。後果就是會導致血管堵塞或是破裂。

血中的醣增加
糖尿病

指的是血液中的醣數值超過標準數值的狀態。罹患糖尿病時，身體無法代謝醣，持續維持高血糖的狀態，最終會傷害到血管，導致進展為動脈硬化。

稍微減醣的最強飲食方法

稍微減少每日攝取的醣

引發肝功能障礙最大原因是醣過度攝取。**攝取醣的基準值，男性的每日建議攝取量為250克，女性的建議攝取量為200克，但日本人平均攝取量卻是約320克**（請參閱**P.100**）。而且這是不分男女，不分年齡層的攝取量。這裡希望大家實踐每天稍微減少一點點醣攝取量的微減醣生活。

也許有人聽到要限制醣的攝取量就會開始覺得憂鬱，但其實沒有必要這麼沮喪。因為自己的醣攝取量原本就無法正確計算，而且每次吃什麼就要開始計算攝取到多少醣反而會累積壓力，因此沒有必要做到如此細微的計算。比如說吃飯類的料理時，**白飯的攝取量減少到平時白飯量的九成。就算是外食，只要記得稍微減少白飯的攝取量，像是「把免費的大碗飯改成中碗」等等就好。**另外，吃飯的順序也很重要。如果是吃套餐，一開始先吃小盤裝附贈的小菜或沙拉，接著再吃主要的配菜，先讓胃裡面有一定程度的食物後再吃飯吧。這些都是非常簡單的事情，但光是這樣就可以防止血糖數值急速上升。**在某種程度上，如果能先吃點東西再去喝酒，飲酒量也自然會減少，對肝臟來說也是好事。**

控制醣的攝取量來讓肝臟恢復元氣！

醣攝取量的基準值有男女差異

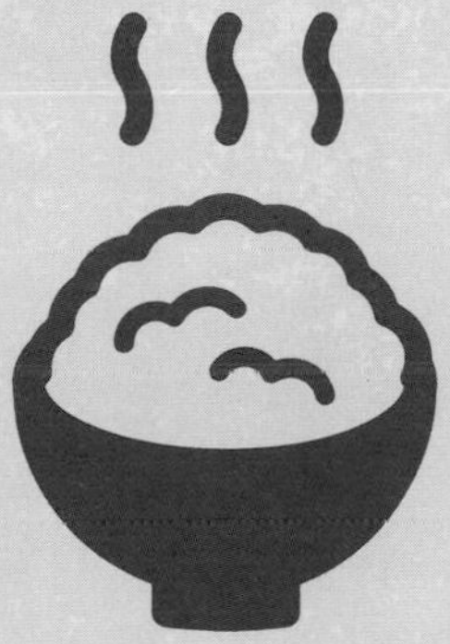

一碗飯（約150克）
醣：約55克

一碗白飯含有約55克的醣，因此只要不要用大碗裝白飯，就算一天吃三碗白飯，應該也不會攝取過多的醣。

每日醣攝取量的基準值

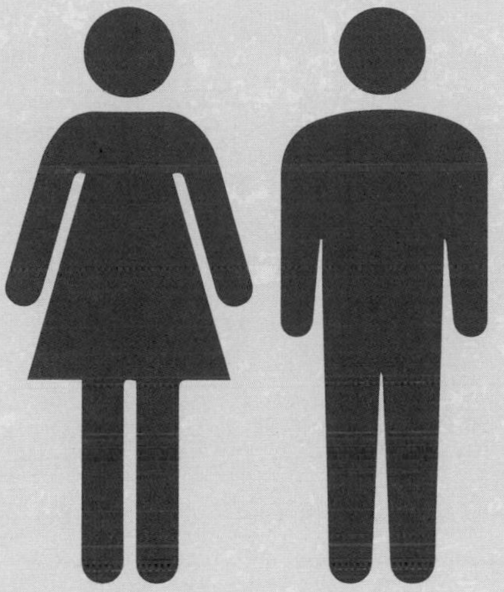

女性：200克　男性：250克

稍微花點心思來減醣

微減醣的重點

- 減少一成的白飯攝取量
- 不吃白飯
- 減少水果攝取量
- 每週只吃一次麵類
- 選擇高蛋白質的料理
- 吃甜點時避免選馬鈴薯或玉米類，改吃可可亞含量高的巧克力
- 不要喝果汁或罐裝咖啡，改喝茶或水
- 少吃便利商店的飯糰、甜點麵包及麵類
- 少喝烈系罐裝燒酎調酒及沙瓦
- 減少半夜飲食

喝酒與減肥都能兼顧的最強秘訣

注意醣及卡路里的攝取量

其實就算喝酒也能減肥。只要別吃喝過頭，只要減少每日卡路里及醣的攝取量就好了。

關於醣的部分已經在前一頁解說過了，攝取醣時注意不要超過每日攝取量的基準值吧。當然不要吃太多飯或麵，也請小心不要喝太多果汁或運動飲料。一定有人覺得喝蔬果汁對身體不錯，但要注意，根據製造商不同，有時蔬果汁可能也含有一定程度的醣。就算是直接吃蔬菜類的食物，馬鈴薯、玉米及蓮藕等食物也含有較多的醣，因此也少吃一點吧。

就算減少醣的攝取量，若持續攝取過多卡路里，就失去減醣的意義了。首先依照左頁的表格來計算出自己一天所需的能量（卡路里）。假設是30歲群體的男性，工作是以坐辦公室為主（身體活動等級為II），那麼適當的熱量攝取量就是2700大卡。以此數值為基礎，來調整自己的飲食到不會攝取過多卡路里的狀態吧。

另外，**就算是想要減肥，在短時間內快速減重對身體也不好。推薦是以每個月體重減少500克左右的步調來減肥。**

不只是醣，也要注意到卡路里的攝取量

一天所需熱量（kcal）的計算方式
基礎代謝量×身體活動等級的數值

基礎代謝量可以從基礎代謝基準值與參考體重（該年齡的平均體重）來計算，身體活動等級則是依照每日的活動內容來決定。例如40歲的男性基礎代謝量約為1530大卡。當該男性的身體活動等級為2時，1530 X 1.75，一天所需的能量就會是約2700大卡。

■以性別、年齡分類的基礎代謝量

年	男性(※)			女性(※)		
	基礎代謝基準值	參考體重（kg）	基礎代謝量（kcal/每日）	基礎代謝基準值	參考體重（kg）	基礎代謝量（kcal/每日）
18～29歲	23.7	64.5	1530	22.1	50.3	1110
30～49歲	22.5	68.1	1530	21.9	53	1160
50～64歲	21.8	68	1480	20.7	53.8	1110
65～74歲	21.6	65	1400	20.7	52.1	1080
75歲以上	21.5	59.6	1280	20.7	48.8	1010

※參考體重為該年齡的平均體重。

出處：日本厚生勞動省〈日本人的飲食攝取基準2020年版〉

■身體活動等級及其活動內容

身體活動等級	數值(※)	活動內容
I（低）	1.50 （1.40～1.60）	生活大部分都在座位上，以靜態活動為主
II（普通）	1.75 （1.60～1.90）	工作時大多數的時間都在座位上，但工作內容包含在職場內移動或站立作業、接待客戶等行為，另外包含通勤及購物時的步行、做家事或進行簡單的運動等以上其中一項
III（高）	2.00 （1.90～2.20）	從事工作大多時間是移動或站立的從業人員，或是會在閒暇時間進行運動等有運動習慣的人。

※括號內的數字為概估的範圍

出處：日本厚生勞動省「日本人的飲食攝取基準2020年版」

第3章

靠低醣飲食來強化肝臟
&進行有效的減肥

碳水化合物加碳水化合物是惡魔的食物

碳水化合物含有滿滿的醣

就算知道白飯、麵包及麵類含有大量的醣，它們還是屬於常見的食物。這些食物都很容易吃到，但還是會想盡可能減少醣的攝取。接下來就依序介紹有哪些是需要特別注意的食物吧。

牛丼及中華丼等蓋飯類料理就是導致脂肪肝及肥胖的源頭。**這些餐點和套餐不同，都只用小碗裝盛，因此會容易想增加飯量，調味時也經常使用像砂糖及味醂等含有醣的調味料。**「多加肉汁」或「勾芡」的吃法也不推薦。此外，**麵包類中，使用大量砂糖及油的日式甜麵包非常危險。這些都不是主食，而是甜點的夥伴。建議還是不要用吃日式甜麵包代替白飯。**另外，像是炒麵麵包或可樂餅麵包，那種碳水化合物＋碳水化合物的麵包類也需要避開。雖然不需多提，但這類食物的醣含量都相當高，因此請小心不要吃太多。**麵類的部分，使用小麥粉製作的天婦羅、蕎麥麵及勾芡炒麵也都傾向含有高醣。這類食品也不要吃太多喔。**

左頁整理了主要食品的醣含量。確認各類料理的醣含量，事先掌握吃了哪些料理就會導致攝取過多醣吧。

碳水化合物就算只有一道也富含醣

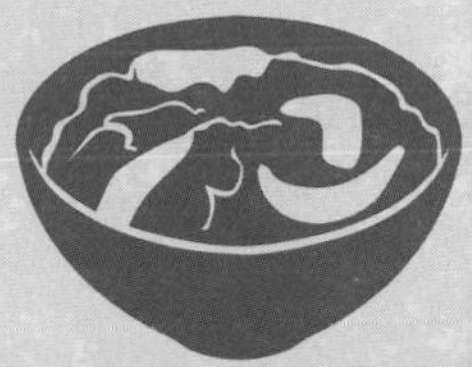
蓋飯類

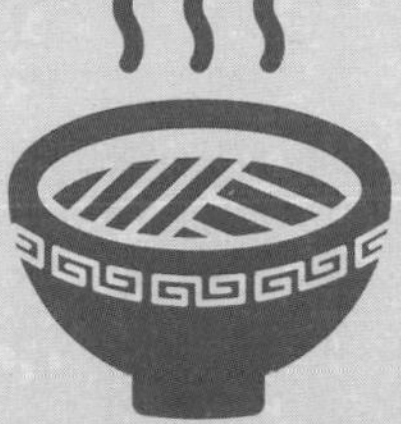
麵類

配料麵包

除了日式甜麵包，如炒麵麵包那類的配料麵包也很危險。麵類的話，勾芡炒麵及餛飩麵等也是屬於醣含量高的料理。芡是太白粉，餛飩是由小麥粉做出來的，所以會再增加醣的攝取量。淋在牛丼及豬肉丼的甜辣醬及中華丼的芡也都含有大量醣，所以都應該要避免攝取。

■主要食品的醣含量

食品名稱	每100g可食用部位的含醣量（g）
穀物類	
法國麵包	54.8
麻糬	50.3
吐司	44.4
可頌	42.1
飯（白米）	36.8
飯（糙米）	34.2
義大利麵（水煮）	30.3
蕎麥麵（水煮）	24.0
烏龍麵（水煮）	20.8

食品名稱	每100g可食用部位的含醣量（g）
芋類（※）	
蕃薯	29.7
馬鈴薯	16.3
山藥	12.9
芋頭	10.8

※芋類食材全部都是只剝皮後未料理（生食）的狀態

■飯（白米）的醣量速查表

	量（g）	醣含量（g）
一碗大碗	280	103.0
一碗	150	55.2
七分滿	100	36.8

	量（g）	醣含量（g）
半碗	75	27.6
飯糰一顆	100	36.8

出處：日本食品標準成分表2015年版（第七版）

第3章

靠低醣飲食來強化肝臟＆進行有效的減肥

「吃水果會變健康！」是種危險的認知

水果中含有的單醣很糟糕

很多人都會覺得吃水果對身體有益，但其實大家知道水果也是脂肪肝的勁敵嗎？

根據分子的大小，醣可以分成三種。分別是用於點滴的葡萄糖等單醣，砂糖及乳糖等的雙醣，還有米與麵包等食物所含有的多醣。兩個單醣接合在一起就稱為雙醣，很多個單醣接合在一起就稱為多醣。**身體分解醣的機制是當這些醣進入到體內後，會分解至單醣後再加以吸收，因此接合少的單醣及雙醣被分解、吸收的速度就會比較快，與血糖急速上升有直接的關係，也容易導致脂肪的累積。**

另外，據說水果也會加速老化。果糖及葡萄糖等醣會與血管及皮膚的蛋白質結合，形成名為糖化的現象。血液中的糖分愈多，愈容易出現糖化現象，同時也是導致動脈硬化、皮膚的皺紋及下垂等老化現象的原因之一。另外，**據說果糖比葡萄糖還要容易糖化，容易糖化的程度差異高達約10倍。**

糖化後的有害物質稱為AGE（糖化終產物）。由葡萄糖形成產物稱為AGE1，由果糖形成的稱為AGE2，後者就是被稱為壞AGE的物質。像是北京烤鴨等充滿香味、外表具有可口燒烤顏色的食物中大多都含有這些醣，因此要小心不要過度攝取了。

水果中含有的單醣容易被吸收！

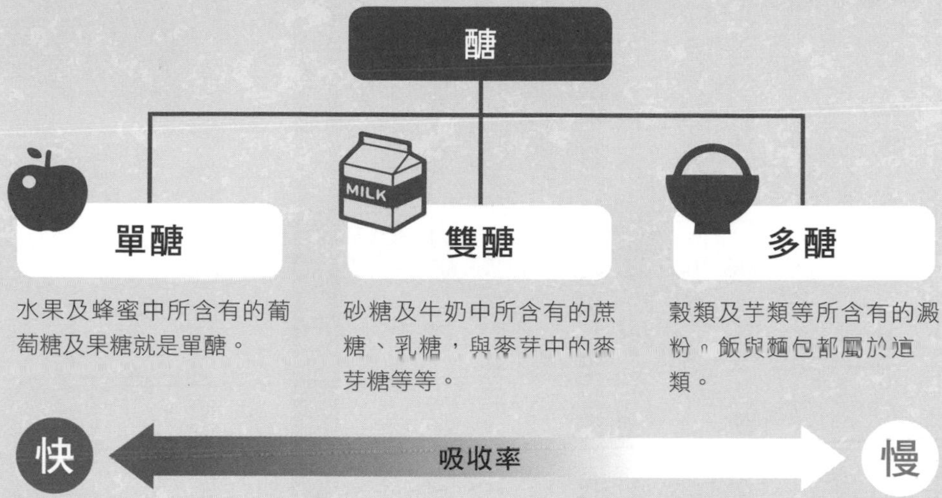

單醣：水果及蜂蜜中所含有的葡萄糖及果糖就是單醣。

雙醣：砂糖及牛奶中所含有的蔗糖、乳糖，與麥芽中的麥芽糖等等。

多醣：穀類及芋類等所含有的澱粉。飯與麵包都屬於這類。

水果中的醣是屬於會被身體快速吸收的單醣，務必小心避免攝取過度。另外，推薦想要健康攝取水果的人在早上將水果跟早餐一同搭配享用，而避免在晚上吃。夜晚時，人體的活動量降低，醣也不容易被消耗，最好是不要吃水果。

■主要水果的醣含量

食品名稱	每100克可食用部位的醣含量（g）	食品名稱	每100克可食用部位的醣含量（g）
香蕉	21.4	橘子（臍橙）	10.8
葡萄	15.2	伊予柑	10.7
柿子	14.3	梨子	10.4
蘋果（剝皮、生吃）	14.1	哈密瓜（溫室）	9.8
櫻桃	14.0	西瓜（紅肉）	9.2
無花果	12.4	葡萄柚（白肉）	9.0
鳳梨	11.9	水蜜桃	8.9
奇異果（綠肉）	11.0	草莓	7.1
溫州蜜柑	11.0	酪梨	0.9

出處：日本文部科學省 日本食品標準成分表2015年版（第七版）〈第2章 日本食品標準成分表〉

蔬果汁原來不健康!?

添加果汁的蔬果汁的危險性

提到主打健康的飲料，應該很多人會想到蔬果汁吧。我想，「中餐就在超商買三明治加蔬果汁」、「每天早上都會喝蔬果汁來代替沙拉」的人也不少吧。

如果是喝自己只用蔬菜打出來的蔬果汁當然沒問題，但市面上販賣的蔬果汁就要多加注意了。之所以這樣說，是因為有不少市面上的蔬果汁重視好喝程度，因此加入大量的醣。

市面上的蔬果汁大致可分為「青汁類型」、「蔬菜汁類型」及「蔬菜汁＋果汁類型」三種。基本上青汁是以葉菜類為主，所以醣含量算是較低，但蔬菜汁＋果汁類型中，甚至有一部份含50％的果汁。

因為有一半都是果汁，所以會有滿滿的醣。水果中含有的單醣有如同之前所說的危險性。（請參閱P.112）

蔬菜汁類型的醣含量會依照所使用的蔬菜不同而有所變動，不過基本上可以認為含醣量是介於青汁類型及蔬菜汁＋果汁類型的中間。

包裝上的「營養成分表」中也會註明碳水化合物（醣、醣類）的含量，購買蔬菜汁之前請務必確認後再購買。

要注意蔬果汁中所含的「果汁」！

青汁類型

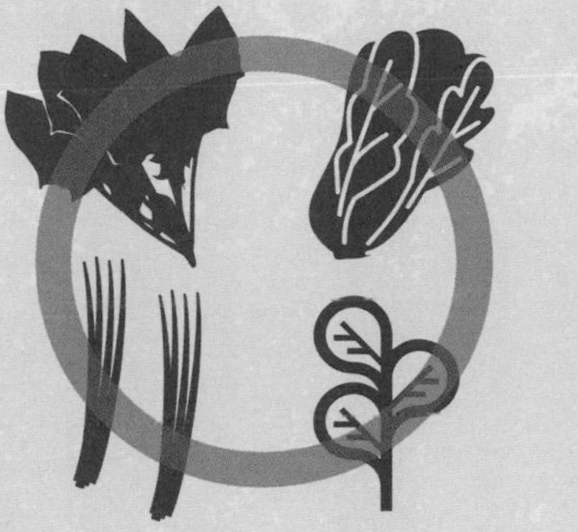

一瓶的含醣量約有約1～5g

使用大麥若葉、羽衣甘藍或明日葉等使用葉菜類蔬菜製作而成的青汁類型醣含量少，非常推薦！

蔬菜汁類型

一瓶的含醣量約有約7～15g

以醣含量多的番茄及紅蘿蔔為基底，再加入其他各式各樣的蔬菜所製作，因此醣含量稍多。

蔬菜汁+果汁類型

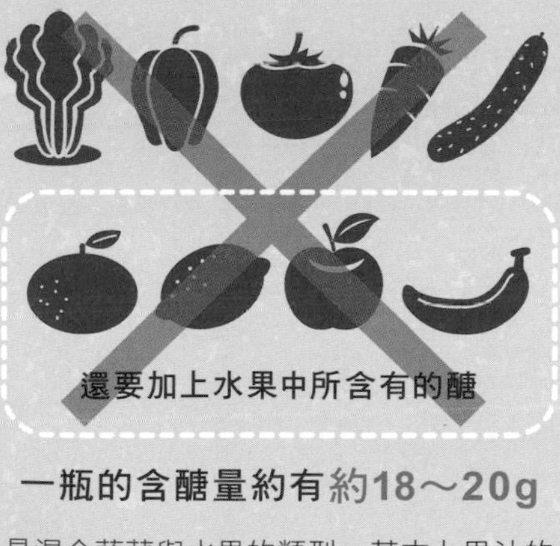
還要加上水果中所含有的醣

一瓶的含醣量約有約18～20g

是混合蔬菜與水果的類型，基本上果汁的比例愈高，含醣量也就愈高，因此要多加注意！

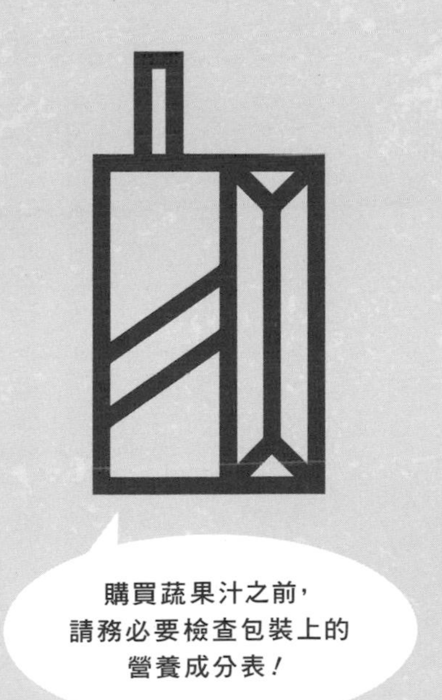
購買蔬果汁之前，
請務必要檢查包裝上的
營養成分表！

第3章

靠低醣飲食來強化肝臟
&進行有效的減肥

罐裝咖啡和運動飲料有滿滿的砂糖

直奔糖尿病的危險飲料

是不是有很多人會在運動流汗後喝運動飲料呢?這種飲料給人一種感覺很適合喝來補充水分及礦物質的強烈印象,應該很多人會覺得這些飲料對身體不錯吧。

但會這樣想,是因為只看到了運動飲料的好處。**一瓶普通的寶特瓶裝運動飲料所含有的醣量有約25克。以棒型砂糖(3克)來換算,一瓶運動飲料含有約等於8支棒型砂糖的量。**

就算非常小心避免喝含醣量高而備受批判的清涼飲料水,應該很多人到現在才發現有運動飲料這個盲點吧?

另外,無糖黑咖啡以外的罐裝咖啡也有滿滿的醣。即使是標榜微糖(低糖)的類型,也含有約4.8克的醣,普通甜度的醣含量竟然達到了約14.3克。**應該是沒有人會在咖啡裡面加4支或5支棒型砂糖後來喝的,但這在罐裝咖啡中是常態。**

每天都喝這種飲料的話一定有害健康。要喝罐裝咖啡的話就選無糖黑咖啡吧。在咖啡廳或便利商店購買能選擇糖量的咖啡也不錯。

問題在於內含大量的醣！

寶特瓶飲料（500ml）中所含有的醣

可樂

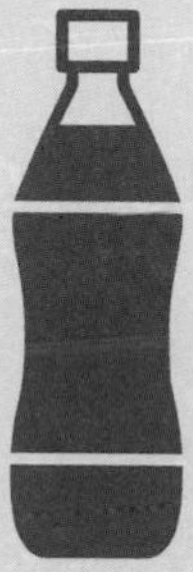

醣含量約56.5g
＝
棒型砂糖
約19支

蘋果汁西打

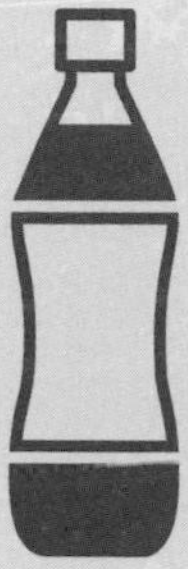

醣含量約51g
＝
棒型砂糖
約17支

運動飲料

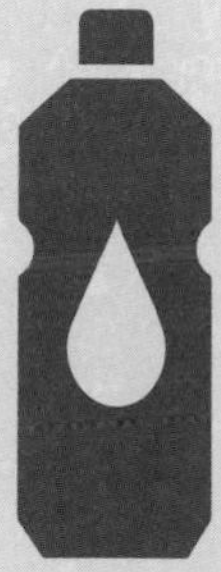

醣含量約25g
＝
棒型砂糖
約8支

咖啡飲料（190ml）中所含有的醣

無糖類型

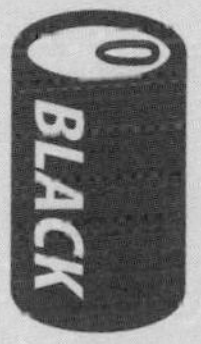

醣含量約1g
＝
棒型砂糖
約1/3支

微糖（低糖）類型

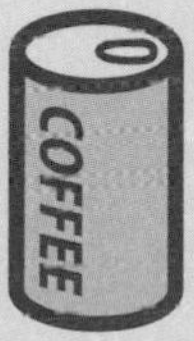

醣含量約4.8g
＝
棒型砂糖
約1.6支

一般類型

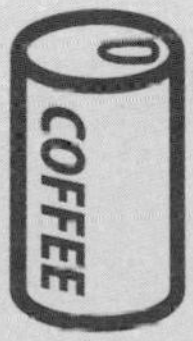

醣含量約14.3g
＝
棒型砂糖
約4.8支

「咖啡歐蕾」類型內含過多醣的傾向相當強烈，要特別小心！

雖然咖啡歐蕾類型的罐裝咖啡僅有190ml，醣含量卻高達將近20克。喝這個幾乎就等同於在喝砂糖，因此在購買前請詳閱成分表確認醣含量吧。

■咖啡飲料包裝上的「無糖」、「低糖」及「微糖」之間的差異

無糖	每100ml的飲料中糖類含量未達0.5g
低糖 微糖	每100ml的飲料中糖含量未達2.5g，或與原產品、「咖啡飲料等普通產品（7.5g/ml）」互相比較後，減少糖的量達2.5g以上之產品。 ※必須要在包裝上明確以「減少OO%糖類含量」的方式記載減少的量或比例

第3章

靠低醣飲食來強化肝臟
&進行有效的減肥

僅僅改變飲食順序就能變健康

一日三餐且細嚼慢嚥

即使是同樣的菜單，僅僅改變飲食順序，就能和緩血糖值的上升，甚至還可能抑制胰島素的分泌。

飲食時，先從蔬菜、海藻及菇類等富含膳食纖維的食材先吃起吧。膳食纖維能夠減緩醣的吸收速度。接著再吃肉類、魚、雞蛋及大豆製品等，好好地補充蛋白質。

接著，喝湯或味噌湯來補充水分吧。靠水分填補胃裡面的空間，最後再來攝取飯、麵包及麵類等的醣。用這種順序吃飯就不容易不小心吃過頭，藉此抑制醣的攝取量。

此外，另一個重點是要確實攝取早中晚三餐。都不吃的話，身體會處於飢餓狀態，變得更容易累積脂肪。而且空腹也與飲食過度有關，因此還是好好吃三餐吧。

還有一件事，狼吞虎嚥也是嚴禁事項之一。狼吞虎嚥會對肝臟造成非常大的負擔，會一口氣提高血糖值，因此請盡可能放慢吃飯速度吧。

為了要能慢慢吃飯，吃飯時請細嚼慢嚥。具體來說，請想著要咬30次。這樣做的話，應該就可以自然地減緩吃飯的速度了。

抑制胰島素分泌的理想飲食方式

無論是在家裡吃飯還是外食，都遵守下列飲食順序吧！

①膳食纖維

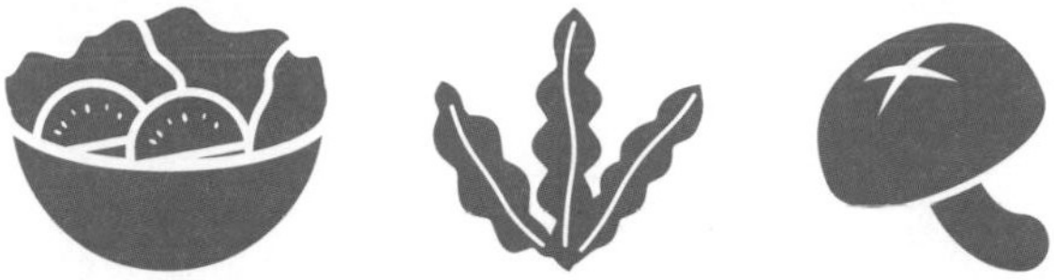

蔬菜 海藻 香菇

②蛋白質

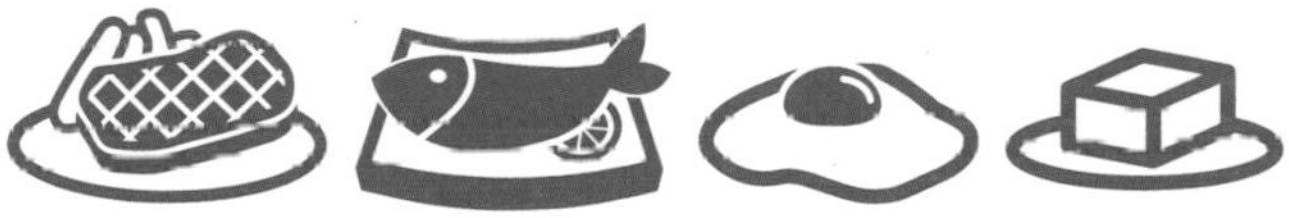

肉 魚 雞蛋 大豆製品

③水分

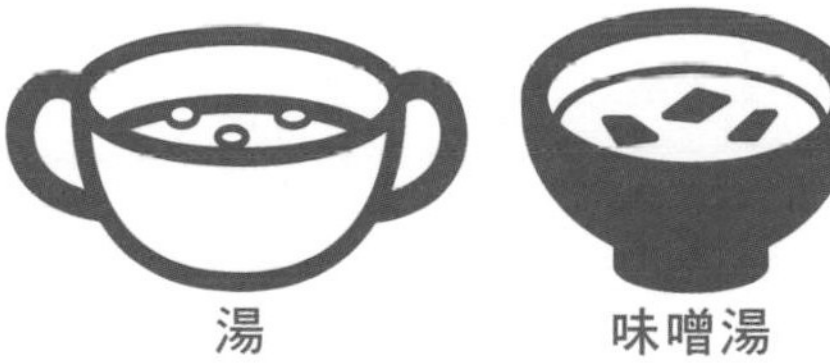

湯 味噌湯

④醣

白飯 麵包 麵類

提高肝功能也能減肥 早晚五次「慢深蹲」

訓練大肌肉就能獲得大成效！

為了預防脂肪肝，鍛鍊出能夠消耗大量能量的身體吧。能夠將醣及脂肪轉換成能源來消耗的肌肉愈多，基礎代謝量也會增加，提升能量的消耗，因此不容易發胖。

特別是持久力較高、不容易疲累的紅肌（慢縮肌）含有大量粒線體。另外，肌肉具有將血液中的葡萄糖轉化成能量來使用的機能，因此也能預期具有輔助肝臟運作的功效。

説是這樣説，應該很多人會説「很忙，根本沒時間運動」或「光是工作就累到不行了，更別説運動……」但，鍛鍊紅肌不需要劇烈運動。就算是和緩的運動也能預期擁有足夠的功效。

推薦早晚五次「慢深蹲」。這是一種可以加強股四頭肌、大腿後肌及臀大肌等大肌肉的運動。鍛鍊大肌肉後，就可以增加能量的消耗，也能增加葡萄糖的消耗量。

不需要為了訓練找寬廣的場所，只要早晚各五次就好，應該不難養成習慣吧。也可以邊看電視邊做，從今天就開始做看看吧。

隨時隨地都能做的「慢深蹲」

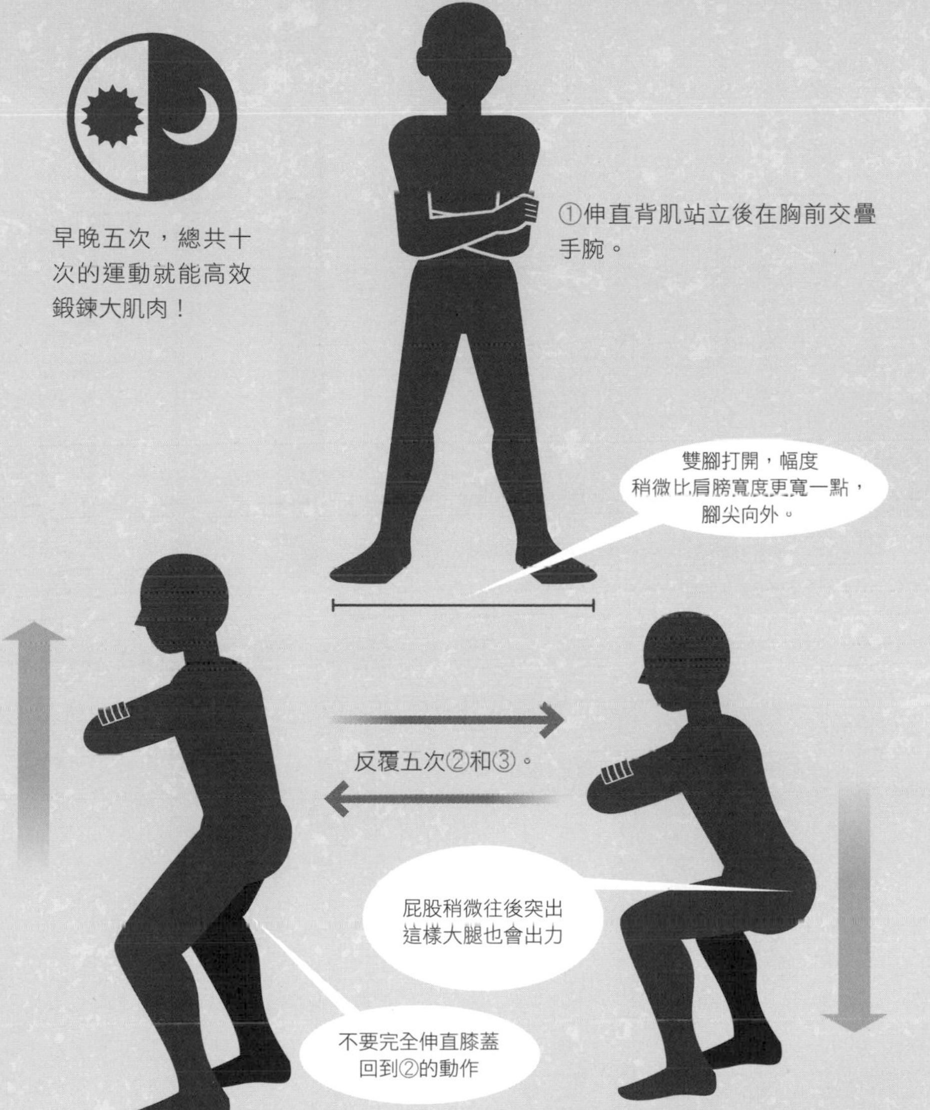
雙腳打開，幅度
稍微比肩膀寬度更寬一點，
腳尖向外。
反覆五次②和③。
屁股稍微往後突出
這樣大腿也會出力
不要完全伸直膝蓋
回到②的動作

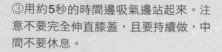

早晚五次，總共十次的運動就能高效鍛鍊大肌肉！

①伸直背肌站立後在胸前交疊手腕。

②用約5秒的時間邊吐氣邊慢慢的彎曲膝蓋到大腿與地板平行。注意不要讓膝蓋超過腳尖！

③用約5秒的時間邊吸氣邊站起來。注意不要完全伸直膝蓋，且要持續做，中間不要休息。

第3章

靠低醣飲食來強化肝臟&進行有效的減肥

肝臟疾病的治療要點

脂肪肝是肝臟疾病的起點

說脂肪肝是肝臟疾病的源頭一點也不為過。脂肪肝沒有自覺症狀，因此也有不少病例是在完全沒注意到的情況中進展的。因此，當血液檢查中發現ΥＩＧＴＰ及ＡＳＴ數值開始上升時，就必須要多加注意。花點心思透過規律的生活及適度的運動來避免脂肪囤積在肝臟中吧。

就算是被診斷為是脂肪肝，只要還在初期狀況，持續維持兩個禮拜禁酒及飲食療法，肝臟也能恢復健康。

放著脂肪肝不管的話，**5**年左右就會進展成肝炎。罹患肝炎會出現全身倦怠感、黃疸、腹痛及發燒等自覺症狀。若是還在初期狀態，可以透過長期的禁酒及飲食療法來改善症狀。如果症狀嚴重，就要進行藥物治療，不過此時仍可恢復成健康的肝臟。另外，肝炎中也有因病毒引起的，這類型也能透過投藥治療。

放著肝炎不管的話，經過10～20年等長年歲月後，就會轉變成肝硬化。若發展成這種情況就無法治療，根據狀況不同，有時需要進行移植手術。最好的預防方式，就是在變成肝硬化之前就進行治療。

為了不要讓肝臟生病，請盡可能遵循到目前為止所介紹的正確的飲酒方式及注意醣攝取量的飲食生活。

肝臟疾病是這樣進展的

正常

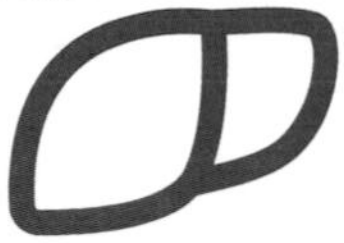

預防脂肪肝的方式有

適量飲酒

適度運動

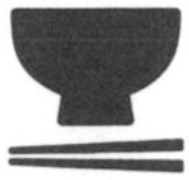

適度飲食

當γ-GTP及AST數值開始上升時就要開始注意！
就算沒有任何自覺症狀，也很可能已經罹患脂肪肝

酒精性脂肪肝

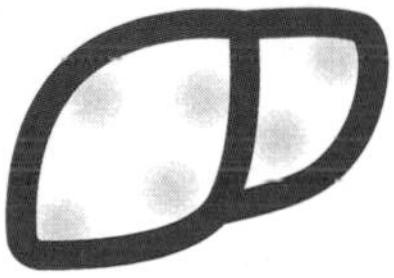

症狀

- ●無白覺症狀

治療

- ●禁酒（兩週左右）
- ●飲食療法

不進行治療且持續飲酒
5年左右就會進展成酒精性肝炎

酒精性肝炎

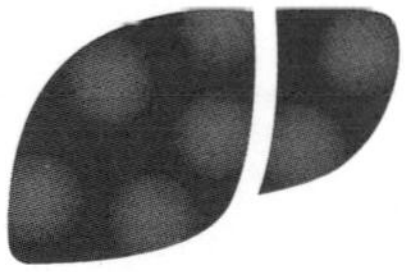

症狀

- ●全身倦怠感
- ●黃疸
- ●腹痛
- ●發燒

治療

- ●禁酒（長期）
- ●飲食療法
- ●藥物治療（嚴重時）

不進行治療且持續飲酒後
10～20年左右就會罹患肝硬化

肝硬化

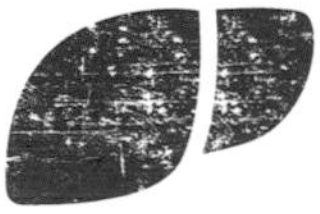

症狀

- ●喪失肝功能
- ●黃疸
- ●鼻腔或牙齦等部位出血
- ●蜘蛛狀血管瘤

治療

- ●無法治療
- ●使用抗發炎藥物等藥物治療
- ●肝臟移植手術

結語

從健康的敵人轉變成百藥之長

「酒為百藥之長」是中國自古流傳至今的一句話，在日本的古書《徒然草》第一百七十五段中也有提到「雖言酒為百藥之長，萬病亦因酒而起」（百薬の長とはいへど、万の病は酒よりこそ起れ）。翻譯成現在說法的話就是「雖說酒是百藥之長，但酒也是很多疾病的起因。」

就像剛剛所提到的，自古至今，酒都被認為是對健康不好的東西。實際上，醫學界也都認為酒是健康的大敵。但根據近年的研究顯示，「適量飲酒反而對健康有益」的這個想法正在慢慢滲透，也大大改變人們對待酒的方式。

例如集合肝臟專家的日本肝臟學會沒有像以前那樣關注酒精了。過去有許多品質低劣的酒，肝臟損壞的大部分原因要不就是飲酒過度，要不就是病毒性肝炎。但近年來酒的品質提升，因酒精導致肝臟損壞的人也跟著變少了。因過度攝取醣導致非酒精性肝炎的人比例反而增加了。

順帶一提，在罹患病毒性肝炎的日本人患者中，最多的是罹患C型肝炎的人，推測約有150萬~200萬人。為什麼是推測呢？那是因為C型肝炎的症狀就像是症狀輕微的感冒，有很多病患沒注意到自己被感染。

要治療C型肝炎只有服用干擾素這種副作用非常強烈的藥物，不過在2014年，一種劃時代的口服藥物出現後，現在已經變成幾乎可以100%治療的疾病了。

另外關於糖尿病的部分，直到最近為止，都認為酒中所含的醣也是導致罹患糖尿病的起因之一。但是近年的研究中發現日本酒中所含有的物質反而具有降低血糖值的功效，對於酒的看法也漸漸改變。

如前所述，現在對於酒的風向已經有180度的轉變了。當然，「適量飲酒」還是必要條件，這應該不需要再說明一次吧。為了不要因為飲酒過度而變成「萬病亦因酒而起」，請務必注意適量飲酒。

愈認真的人愈要注意節制飲酒的壓力！

再來提一下日本高血壓協會的相關指導方針吧。以前針對血壓較高的人，方針一律都是給予「務必減少飲酒」的指導。但是，現在反而改成會建議生活習慣穩定的人適度飲酒。

理由有二。其中之一是「適度飲酒具有降低血壓的功效」，另一則是「忍著不喝酒反而會因壓力導致血壓上升」。

雖說是「忍耐不喝酒所導致的壓力」，但不可小看這壓力。請重新再審視一次開頭P.11中所介紹的「飲酒量與死亡率關係圖表」的男性部分。此圖表左邊有個「禁酒者」的項目，仔細看會發現，無論是「癌症」、「總死亡率」或「心血管疾患」，比起一天攝取69克以上酒精的人，禁酒者的死亡率都更高。

從這裡可以得知，忍著不喝酒的壓力對身體如何有害。當壓力大時，自律神經會失調，導致交感神經經常處於優勢的狀態。當變成這種狀態時，除了前面提到的高血壓，身體還會出現像是失眠等各式各樣的症狀。另外，這也會對荷爾蒙及酵素分泌上產生負面影響。

愈是認真的人愈是傾向認真去承受壓力。在現代社會中，人不可能過著完全無壓力的生活，個性認真的人請多多少少學會妥協，不需要對所有的事情都過於認真。

如前所述，酒精攝取量應該要以每週為單位的方式來管理，但這也是同樣道理。不需要類似「這禮拜只能再喝30克……」或「已經超過每週適當攝取量了，這禮拜一杯都不能喝了」等如此嚴格的管理。理由應該已經很明白了吧。沒錯，這種行為也會造成和禁酒一樣的壓力。

喝酒原本就是為了消除壓力，若過度在意飲酒管理使得身心俱疲，導致壓力累積，那就本末倒置了。像「有點喝太多了，明天開始喝少一點吧」這種有彈性的管理方式就已經很足夠了。雖然講難聽一點好像有點隨便，但用這種程度管理也不會有問題。

當然，標準放太寬的話就跟沒在管理一樣，所以還是需要有一定程度的底線。

現在已經是什麼都很方便的時代了，手機上也有能夠管理酒精攝取量的APP。和寫在手帳上面相比，使用APP可以更簡單地進行管理，就來試看看吧。

為了可以一輩子快樂飲酒

感覺怎麼樣呢？對曾在健檢時聽醫生說「請減少飲酒量」的飲酒愛好者而言，看到前面有這麼多贊同飲酒的內容，是不是有種拿到免死金牌般的喜悅感呢？

很多喜好飲酒的人身體差，其實都是因為酒以外的事情造成身體負擔，真的是非常可惜。如果可以依照本書中所介紹「對肝臟好的飲酒方式」去執行的話，至少應該不會因為健康問題而被說要減少喝酒了。

但是，當你有罹患高血壓、糖尿病、高三酸甘油脂血症的風險時，少量飲酒也可能產生負面影響，因此還是要請你好好檢視健康檢查的結果。

如果是飲酒愛好者，應該任誰都會想要「到死之前都想要享受美味的酒」吧。要實現這個願望，重點在於要注意遵守適度飲酒量及控制醣攝取量的飲食。再留心搭配適度運動以及規律的生活吧。

「持續離譜的飲酒方式，搞壞身體導致再也不能喝酒」和「節制地飲酒，得以長久地享受喝酒」，兩種方式相比，到底哪一種比較幸福呢？

我相信已經讀到本書此處的讀者一定會選擇「遵守節制的方式來快樂飲酒」的方法。為了可以讓「酒為百藥之長」，接下來也快快樂樂飲酒吧。

參考文獻（若台灣有譯本，會列出繁中書名及出版社）
《神奇解救脂肪肝》（繁中）（作者 栗原毅 今週刊出版）
《終結脂肪肝！ 200%脂肪肝消解法》（繁中）（作者 栗原毅 楓葉社出版）
《搶救肝臟大作戰》（繁中）（作者 栗原毅 楓書坊出版）
『酒好き肝臓専門医が教えるカラダにいい飲み方』（著者 栗原毅・フォレスト出版）
『医者が教える体にいい酒の飲み方』（監修 栗原毅ほか・宝島社）
『病気を治したいなら肝臓をもみなさい』（監修 栗原毅・マキノ出版）
※此外還參考許多書籍與網站。

國家圖書館出版品預行編目資料

飲酒不傷肝的學問／栗原毅監修；魏俊崎譯.
— 初版. — 臺中市：晨星出版有限公司, 2022.07
面；公分. —（知的！；198）

譯自：眠れなくなるほど面白い 図解 肝臓の話

ISBN 978-626-320-133-0（平裝）

1.CST: 酒 2.CST: 肝臟 3.CST: 健康法

411.81 111006153

知的！198

飲酒不傷肝的學問

眠れなくなるほど面白い 図解 肝臓の話

作者 栗原毅
內文插圖 寒水久美子、內田睦美
內文設計 寒水久美子
譯者 魏俊崎
編輯 許宸碩
校對 曾盈慈、許宸碩
封面設計 Ivy_design
美術設計 曾麗香

創辦人 陳銘民
發行所 晨星出版有限公司
407台中市西屯區工業30路1號1樓
TEL：（04）23595820
FAX：（04）23550581
http://star.morningstar.com.tw
行政院新聞局局版台業字第2500號
法律顧問 陳思成律師
初版 西元2022年7月1日 初版1刷

讀者服務專線 TEL：（02）23672044 /（04）23595819#212
讀者傳真專線 FAX：（02）23635741 /（04）23595493
讀者專用信箱 service @morningstar.com.tw
網路書店 http://www.morningstar.com.tw
郵政劃撥 15060393（知己圖書股份有限公司）
印刷 上好印刷股份有限公司

定價350元

ISBN 978-626-320-133-0
NEMURENAKUNARUHODO OMOSHIROI ZUKAI KANZO NO HANASHI
Supervised by Takeshi Kurihara